U0321880

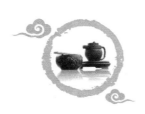

小偏方

张彩山 编著

妙治百病

随身查

天津出版传媒集团

天津科学技术出版社

图书在版编目（CIP）数据

小偏方妙治百病随身查 / 张彩山编著 . — 天津：天津科学技术出版社，2013.5（2024.4 重印）

ISBN 978-7-5308-7899-6

Ⅰ .①小… Ⅱ .①张… Ⅲ .①土方—汇编 Ⅳ .① R289.2

中国版本图书馆 CIP 数据核字（2013）第 091864 号

小偏方妙治百病随身查

XIAOPIANFANG MIAOZHI BAIBING SUISHENCHA

策划编辑：杨　譞

责任编辑：孟祥刚

责任印制：兰　毅

出　版　天津出版传媒集团
　　　　　天津科学技术出版社

地　址　天津市西康路 35 号

邮　编　300051

电　话　（022）23332490

网　址　www.tjkjcbs.com.cn

发　行　新华书店经销

印　刷　鑫海达（天津）印务有限公司

开本 880×1230　1/64　印张 5　字数 130 000

2024 年 4 月第 1 版第 2 次印刷

定价：58.00 元

我国民间自古就有"偏方治大病"，"小小偏方，气死名医"的说法。偏方大都是民间流传而不见于古典医学著作，但对某些病症具有独特疗效的方子。小偏方不但能够巧妙治疗各种小病、大病、慢性病和疑难杂症，在关键时刻还能帮大忙，救人性命，解决突发情况，如利用胡萝卜缨解砒毒，用土豆皮治烫伤等。有时就连一些现代医学技术都治不了、花很多钱都治不好的疾病，利用小偏方却能疗效显著。

小偏方花钱少疗效好，更适合普通老百姓采用。它具有如下特点：

取材方便。很多小偏方都取自老百姓日常所吃的五谷杂粮、瓜果蔬菜和禽肉蛋，如用酸枣仁粥治疗心悸失眠，赤小豆治血肿等。

配制简便。大都采用煎、煮、研末等方法制取，有的甚至仅仅是与日常食物煲粥或制成药酒饮用，操作简便，容易为普通患者所掌握并自行治疗。

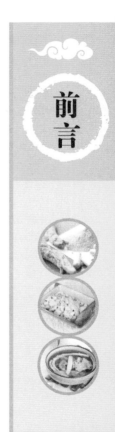

前言

疗效显著。千百年来历经反复验证，屡试屡验，沿用至今，深受老百姓喜爱。

经济实用。因多取自民间偏方，很少有奇特名贵的中药材，且副作用小，最适合普通家庭使用。患者利用此类偏方治病，不但省钱，还能免去来回跑医院的麻烦。

为帮助读者更方便地利用小偏方，我们编写了《小偏方妙治百病随身查》，根据各类偏方的主治疾病，分为传染性疾病和急症、呼吸科疾病、消化科疾病、皮肤科疾病、妇科疾病、男科疾病、儿科疾病等十三章，其中既有内服方，也有外敷方，还有食疗方，便于患者根据自身健康状况和疾病性质选择采用。本书内容全面，体例简明，且便于携带，可随时随地为你和你的亲朋好友治病疗疾。

需要说明的是，中医讲究辨证施治，书中所录偏方仅供参考，未必适合所有人，应尊重个体生理和病理的差异性，有选择性地采用。

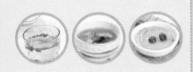

目录

第二章　呼吸科疾病

肺病 /26

咳嗽 /29

第三章　消化科疾病

第四章 心脑血管科疾病

第五章　泌尿科疾病

第六章 神经科疾病

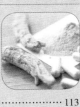
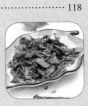

第八章 肛肠科疾病

第九章　五官科疾病

眼疾 /154

耳疾 /160

第十章 骨科疾病

第十一章 妇科疾病

子宫类疾病 /216

阴道疾病 /219

带下病 /222

第十二章　男科疾病

第十三章　儿科疾病

第一章

传染性疾病和急症

感冒

感冒俗称"伤风"，由病毒或细菌感染引起，常见症状为发热、头痛、鼻塞、咳嗽、流涕、打喷嚏等，还往往伴有胸部憋闷、四肢倦怠等。

参苏饮治病毒性感冒 >>>>>>

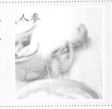

人参

● **配方及用法**　人参、苏叶、葛根、前胡、半夏、茯苓各22克，陈皮、甘草、桔梗、枳壳、木香各15克，生姜3片，大枣1枚。水煎服，每天1剂。

● **功效**　益气解毒，祛痰止咳。

冰糖鸡蛋治感冒 >>>>>>

● **配方及用法**　鸡蛋1个，冰糖30克。将鸡蛋打入碗中，同捣碎的冰糖混合调匀。临睡前用开水冲服，取微汗。

● **功效**　养阴润燥，清肺止咳。治感冒，症见流清涕、咳嗽、发冷等。对小儿流鼻血亦有效。

加味葱豉汤治风寒感冒 >>>>>>>

●**配方及用法** 豆豉、紫苏叶、生姜各 10 克，葱白 5 枚。每天 1 剂，煎 2 遍，每日 3 次分服。服后多饮热开水。如无汗者，争取出汗为佳。头痛肢楚较重者加白芷 10 克；鼻塞嚏多较甚者加辛夷 10 克，麻黄 6 克。咳嗽加杏仁 10 克，桔梗 10 克。

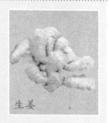
生姜

●**功效** 主治风寒感冒，恶寒发热、头痛、鼻塞、嚏多、流清涕，肢楚无汗，咳嗽痰白等。

备注 风热外感忌用。

大白萝卜汁治感冒头痛 >>>>>>>

●**配方及用法** 大白萝卜。将大白萝卜洗净，捣烂取汁。滴入鼻内，治各种头痛；饮用治中风。

●**功效** 治感冒头痛、火热头痛、中暑头痛及中风头痛等。

板蓝根、金银花等治感冒发烧 >>>>>

●**配方及用法** 板蓝根 20～30克，金银花、黄芪各 10 克，连翘、桔梗、黄芩各 12 克，蒲公英 30 克，芦根 40 克，虎杖、玄参各 15 克，甘草 6 克。将上药用温水浸泡 20分钟，煎 2 次共约 40 分钟，滤得药液 200 毫升，分 3 次 1 日内服完。

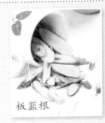
板蓝根

【荐方人】福建 吴鹏飞

鹅不食草治伤风感冒 >>>>>>

●**配方及用法** 鹅不食草适量，晒干，研成细末，贮瓶备用，勿泄气。头痛、牙痛取本散少许，交替吹入左右鼻中，即刻打嚏，令其涕泪俱出。若不应，隔 1～2小时再吹一次。赤眼（急性结膜炎）、暴翳用药棉裹药塞鼻（塞入健侧鼻中或交替塞鼻），或用鲜鹅不食草搓成药绒塞鼻。每次 6 小时，每日 2 次。

●**功效** 本方用于外感引起的伤风、头痛、牙痛、目赤、暴翳等病初起之轻症，用之多验。

细辛贴神阙穴防感冒 >>>>>>>

●配方及用法　细辛 10 克。将细辛用沸水冲泡后沥去水分，待不烫手时敷在肚脐上（神阙穴），外用塑料纸覆盖，保持湿润，再用绷带包扎固定 12 小时后揭去。每周 1 次，可连用 2～4 次。

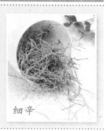

细辛

●功效　细辛气味辛温，有发散风寒的作用。

蒸醋气法治感冒 >>>>>>>

●配方及用法　感冒者不管多少人，只要室内能容纳下，就能一次性治愈。如一家人都感冒，坐在室内关闭窗和门，把一碗食醋（约 200 毫升）放入容器内置于电炉或煤炉上，让它的水蒸气散发于全室，每个人要猛吸醋的水蒸气，15 分钟后，涕水不流，鼻塞通畅。

备注　醋蒸气在空气中能杀菌，在鼻内和肺部也同样杀菌，因此可达到治疗的目的。

【荐方人】广西　梁佐祥

毒菌痢疾

痢疾是一种急性肠道传染病，常因进食不洁食物、感染痢疾杆菌引起，临床以发热、腹痛、里急后重、大便脓血为主要症状，可分为白痢、赤痢、赤白痢、噤口痢等。

用陈年水芋头柄治痢 >>>>>>

●**配方及用法**　陈年水芋头柄（即叶秆，农家常割来晒干，隔年再吃）一把，腊肉100克，加三碗水熬制一碗即可。然后加红糖，连汤带药吃完，当天即愈。

备注　水芋头柄陈一年为好。腊肉如不腐烂，二年最好。如无腊肉，只用水芋头柄亦可。

【荐方人】湖北　张广辉

鸡蛋沾明矾治痢 >>>>>>

●**配方及用法**　把小手指甲粒大的明矾一块研末，将鸡蛋煮熟或用纸包上埋在火里烧熟，然后扒皮沾明矾吃，每次吃1个，最多吃2次，立即治愈。

【荐方人】辽宁　代金洪

二菜秦皮汤疗下痢 >>>>>>>

● **配方及用法**　委陵菜、铁苋菜、秦皮各 30 克。发热、大便脓血较多、苔黄腻、脉数者加黄连 10 克。每天 1 剂煎 2 遍和匀，日 3 次分服。

● **功效**　主治急慢性细菌性痢疾，下痢大便带脓血；黏液，里急后重者。委陵菜清热解毒，凉血止血，有抗菌治痢的作用；铁苋菜消炎收敛，有保护肠黏膜的作用；秦皮清热燥湿"主热痢下重"，

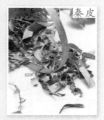
秦皮

现代研究对痢疾杆菌有强大抗菌作用。三药合用相辅相成，方简而效宏，为热毒下痢（菌痢）之良方。

大蒜治痢疾肠炎 >>>>>>>

● **配方及用法**　大蒜 1 头，白糖 20 克。大蒜去皮切细末，用白糖拌和。每日早晚各 1 次，饭前吞服，连用 7 ~ 10 天。

● **功效**　杀菌解毒。

● **备注**　如系菌痢，同时用大蒜液灌肠则效果更佳。

苋菜拌蒜泥驱菌止痢 >>>>>>>

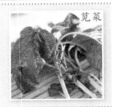
苋菜

●**配方及用法**　苋菜 100 克，大蒜 1 头，香油少许。将苋菜洗净切段备用，大蒜去皮捣烂，铁锅倒入油后立即将苋菜放入，而后置于旺火上炒熟，撒上蒜泥。

●**功效**　"养精益气补血，食之肥健，嗜食。"（见《神农本草经》）因此经常食用苋菜能增强身体素质。对细菌性痢疾有辅助疗效。

备注　苋菜入夏上市，不但价廉，而且营养丰富。此菜不宜久炒过熟，以免养分受到破坏，影响疗效，如直接取苋菜汁，疗效更为理想。

用醋和明矾治阿米巴痢疾 >>>>>>>

●**配方及用法**　取食醋（最好是镇江醋）一调羹，明矾 1 粒（约黄豆大小）碾成粉状，放入食醋的调羹中，连醋带明矾粉一起服下。早、晚各服 1 次，每次按此比例配制。此方无副作用，同病者不妨一试。

【荐方人】徐建国

烧大蒜治痢疾 >>>>>>>

●**配方及用法** 将紫皮大蒜埋在柴炭火中，烧熟扒皮吃饱，1次即愈。用其他蒜蒸食也可。

【荐方人】黑龙江　苑光利

鲜桦柏树皮可治菌痢 >>>>>>>

●**配方及用法** 取鲜桦柏树（又名马尾松树）去上层粗皮，取第二层白皮30～60克，切碎，加水煎至半碗，加糖少许，每天早、晚空腹各服1次，连服2～4剂。

【荐方人】福建　陈祖恩

车楂散治菌痢 >>>>>>>

●**配方及用法** 炒车前子2份，焦山楂1份。上药共研细末，每天服3次，每次10克，用温开水送服。

备注 ▶ 服药期间忌油腻及生冷食物。

【荐方人】辽宁　张化南

鱼腥草治痢 >>>>>>

● **配方及用法** 取新鲜鱼腥草一小把，洗净晾干，用木棍捣烂，放入洗净拧干的纱布或毛巾中包好，拧汁服用。白痢在汁中加适量白糖，红痢在汁中加适量红糖，3 小时服 1 次，连服 3 次见效。

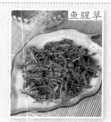
鱼腥草

备注 平日就餐时，将鲜鱼腥草用调料凉拌食用，可消胀化食，预防腹泻和痢疾病发生。

【荐方人】江西　傅鹤鸣

地锦草治菌痢 >>>>>>

● **配方及用法** 采集鲜地锦草 60 克，洗净煎水一小碗加点糖，分 1 ~ 2 次服用，即可治愈。地锦草还可治疗急性肠炎、副伤寒等其他肠道感染性疾病，效果都很好。

【荐方人】陈发军

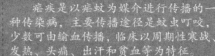

疟疾 疟疾是以疟蚊为媒介进行传播的一种传染病，主要传播途径是蚊虫叮咬，少数可由输血传播，临床以周期性寒战、发热、头痛、出汗和贫血等为特征。

鸡蛋辣椒花治疟疾 >>>>>>>

●配方及用法 取鸡蛋1个，新鲜辣椒花数朵，洗净。在发病那天早晨一同煮熟，空腹时食之，一般1次即有效。如病顽固，可连食几日，定能奏效，无毒副作用。患者不妨一试。

【荐方人】安徽 石月娥

二甘散贴脐治疟疾 >>>>>>>

●配方及用法 甘草、甘遂各等份。共研细末，贮瓶备用。每次取本散0.5～1克，用药棉裹之如球状，于疟疾发作前2小时放置肚脐内，外盖纱布，以胶布固定，贴紧，勿泄气。每次贴1～2天。当时即可抑制症状，个别亦显著减轻症状。

【荐方人】四川 何洁明

用红枣斑蝥塞鼻可治疟疾 >>>>>>

●配方及用法　在疟疾发作前2小时，将红枣去核，裹一小斑蝥于内，塞在左鼻中即可。

【荐方人】四川　魏书英

指天椒贴敷治疟疾 >>>>>>

●配方及用法　指天椒适量，将其捣烂如泥，摊于棉垫上如铜钱大，贮存备用。于疟疾发作前4～6小时，取药丸贴在神阙（肚脐）、大椎两穴，以胶布固定。每次贴4～6小时后除去。每日1次，3～4次为1疗程。

【荐方人】伍陆华

辣椒、大茴香可治疟疾 >>>>>>

●配方及用法　辣椒、大茴香等份研末，于疟疾发作前2小时用膏药贴大椎穴。

【荐方人】陈德馨

破伤风是破伤风杆菌在化脓菌感染的伤口中繁殖产生外毒素引起的中枢神经系统暂时性功能改变，临床表现为全身骨骼肌持续性强直和阵发性痉挛，严重者可发生喉痉挛窒息、肺部感染和衰竭。

蝉衣黄酒治破伤风 >>>>>>

● 配方及用法 蝉衣 15 克，黄酒 250 毫升，将蝉衣入黄酒内同煎（若酒少淹没不了蝉衣，兑少量水同煎），煎后去蝉衣，饮酒（若患者酒量小，可分 2～3 次饮完）。

【荐方人】陕西 张河川

蚯蚓、蛴螬等可治破伤风 >>>>>>

● 配方及用法 韭菜地里蚯蚓 3 条，鸡窝里蛴螬 3 只，一把黑糖。三物同放入碗里，不断搅拌，停四五分钟倒入烧热的锅中，再加入一碗水烧沸，然后喝下，2～3 天可痊愈。

【荐方人】河南 龚延明

地龙、蝉衣等治破伤风 >>>>>>

●配方及用法 地龙、蝉衣、天麻、羌活、防风、荆芥、胆南星各9克，钩藤、赤芍、明矾各10克，蜈蚣、全虫各5克。将上药共研为极细末，过120目筛后，装入干净瓶内备用。用时，以凉开水冲服。每日2～3次。3天为1个疗程，直至痊愈为止。

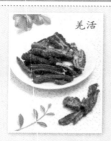
羌活

【荐方人】河南 郑路遥

蜈蚣等治破伤风 >>>>>>

●配方及用法 蜈蚣1条，全蝎、南星、天麻、白芷、防风各3克，鸡矢白（焙干、研末，冲服）、关羌活各6克。先煎诸药去渣，放入鸡矢白末，加黄酒1杯，分3次口服，上药为1日剂量。必要时成人也可加倍服用，对牙关紧闭不能咽下的患者，可做保留灌肠，亦可收到同样的效果。

【荐方人】山西 杨凤霞

肝炎

肝炎是由多种致病因素如病毒、细菌、寄生虫、药物、酒精等侵害肝脏，使得肝脏的功能受到损害引发的。

公猪胆治甲肝 >>>>>>

● 配方及用法　从刚宰杀的公猪肚内取出新鲜猪胆，划破，将胆汁倒进碗里，一口喝完，然后取适量白糖或甜食放入口中改变苦味。每日 1 次，连服 5 天为 1 疗程。轻者服 1 个疗程，重者服 2 个疗程即可痊愈。此方对甲型肝炎有特效。

备注　要采用新鲜公猪胆。

【荐方人】江苏　曹作

益肾清解汤治慢性乙肝 >>>>>>

● 配方及用法　巴戟、肉苁蓉、制首乌各 20 克，仙灵脾、菟丝子、丹参、黄芪、白芍、黄柏各 15 克，虎杖、旱莲草各 30 克，晚蚕砂、郁金各 10 克。水煎服，每天 1 剂。

【荐方人】河南　许丽生

疏利清肝汤治急性甲肝 >>>>>>>

●配方及用法 藿香（后下）、薄荷（后下）、五味子各6克，车前子（包煎）、龙葵、马鞭草各30克，生大黄（后下）3克，飞滑石（包煎）、生苡仁各15克，茯苓、白芍、枸杞各12克。每日1剂，分2次服。

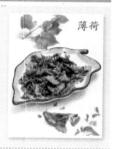

薄荷

备注 黄疸显著者加用静滴，在5%～10%葡萄糖液中加入10～20毫升茵栀黄注射液，每日1次。肝大明显者加用肌注田基黄注射液，每次2～4毫升，每日2次。

【荐方人】湖北 沈会

芜菁子治黄疸型肝炎 >>>>>>>

●配方及用法 芜菁子。将菜子晾干，研末。以开水调服，每次服10～15克。

●功效 清热，祛湿，润肠。用于治疗黄疸、便秘。

肺结核

肺结核是由结核杆菌引起的一种慢性传染病，中医称为"肺痨"，主要症状是咳嗽、咯血、胸痛、盗汗、消瘦、食欲不振等。

鳗鲡、大蒜治肺结核 >>>>>>>

● **配方及用法**　鳗鲡（白鳝）150 克，大蒜 2 头，葱、姜、油、盐各适量。将鳗鲡开膛洗净，切段，大蒜去皮，洗净。将锅置于旺火上，加油烧热，放入鳗鲡煎炸至呈金黄色，下大蒜及调料，加水 1 碗煮至鱼熟即成。

● **功效**　补虚赢，祛风湿，杀菌。有抑制结核病菌的作用。

备注　鳗鲡烧存性（中药炮制方法之一，即把药烧至外部焦黑，里面焦黄为度，使药物表面部分炭化，里层部分还保存原有的气味，即存性），研细（或做成丸剂），每服 5～10 克，每日 2 次，亦有治疗肺结核、淋巴结核之功效。

【荐方人】宋英子

羊苦胆可治肺结核 >>>>>>

● 配方及用法　羊苦胆1枚，洗净后蒸食之。每日1枚，3个月为一疗程。

● 功效　清热解毒，有抑制结核病菌的作用。

备注　为了便于保存和食用，把羊胆焙干，研细，过筛，成为粉末，每日服1克，亦有同等功效。

【荐方人】浙江　胡海青

南瓜藤汤治肺结核病 >>>>>>

● 配方及用法　南瓜藤（即瓜蔓）100克，白糖少许。加水共煎成浓汁。每次服60克，每日2次。

● 功效　清肺，和胃，通络。用于肺结核之潮热。

百合、蜂蜜治结核病 >>>>>>

● 配方及用法　鲜百合、蜂蜜各适量。百合与蜂蜜共放碗内蒸食。每日2次，可常服食。

● 功效　清热，润肺，生津。能抑制结核病菌扩散，促使结核病灶钙化。

用蛤蚧尾巴配药可治肺结核 >>>>>>

●**配方及用法** 蛤蚧一对（干品，药店有售），白石英（河南农村叫白马牙石，无毒）9克，甜杏仁、玉竹、瓜蒌仁、白芥子各6克，白及9克。把一对蛤蚧尾巴剪下，用100克食油炸焦，再把白石英放

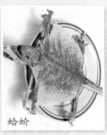

蛤蚧

火上烧红，取出放凉后，与蛤蚧尾巴一同研细。然后杀1只纯白毛鸭，去掉毛和内脏，加水与以上7味药放入砂锅内煮至肉烂为止。吃药渣、鸭肉，喝肉汤（剩余的药汤当晚煮沸加盖，以防变馊），每天1次，分3天吃完。以上为1剂量。

备注 从开始吃药到停药后100天内，忌吃辣椒和醋，禁房事。

玉米须冰糖治肺结核之咯血 >>>>>>

●**配方及用法** 玉米须、冰糖各60克，加水共煎。饮数次见效。

●**功效** 利水，止血。

急症

日常生活中往往会遇到一些急症，诸如中暑、酒精中毒、食物中毒、农药中毒等，如处理不及时、不恰当，会给身体造成严重危害。

新鲜生药治疗中暑 >>>>>>

● **配方及用法** 鲜芦根、鲜藕、鲜麦冬各 60 克，荸荠（去皮）100 克，雪梨 10 个，共绞汁。

备注 芦根能清热、生津、除烦，与鲜藕、麦冬、荸荠、雪梨合用，具有解暑特效。在农村，也可就近采集新鲜的芦根用于解暑。外出旅行找不到芦根时，亦可用芦茎替代芦根，二者作用相同。

【荐方人】广东 张伟新

浓茶除口臭解烟酒之毒 >>>>>>

● **配方及用法** 花茶（或红茶）适量。以沸水冲沏。待茶变浓时饮用。

● **功效** 清心神，凉肝胆。浓茶能除口臭，解因吸烟过量所致的心慌恶心，并能解酒。

螺蚌葱豉汤治酒醉不省 >>>>>>

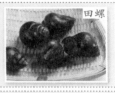
田螺

●配方及用法 田螺、河蚌、大葱、豆豉各适量。田螺捣碎，河蚌取肉，同葱与豆豉共煮。饮汁 1 碗即解。

●功效 祛热醒酒。用于治疗饮酒过量醉而不省人事。

葛花萝卜煎治酒精中毒 >>>>>>

●配方及用法 干葛花 60 克，鲜萝卜 500 克。将上药加水煮沸，边煎边服。服药过程中，应观察患者的变化。

【荐方人】湖北 刘丽

枳椇子煎服可解酒毒 >>>>>>

●配方及用法 枳椇子 50 克，将上药洗净，用水 250 毫升煎 20 分钟左右，约煎至 100 毫升，撇出药汁，温服。将药渣再煎再服，每日 2 次。

●功效 止渴除烦，治疗醉酒及酒精中毒。

【荐方人】潘玉红

楠木治河豚中毒 >>>>>>

●配方及用法　楠木（二层皮）60 ~ 120克。将上药加水300 ~ 600毫升，煎至200 ~ 400毫升，1次口服或灌服。

【荐方人】山东　崔丽英

杏树皮解杏仁中毒 >>>>>>

●配方及用法　杏树皮60克。将杏树外表皮削去不用，取中间纤维部分，加水200毫升，煮沸20分钟，去渣。饮汁温服。

●功效　用于治疗食杏仁过量引起的头痛眩晕、倦怠无力、恶心呕吐、意识不清、呼吸困难、气喘、牙关紧闭。

无花果叶治鱼蟹中毒 >>>>>>

●配方及用法　无花果叶（采新嫩叶）适量。将叶洗净捣烂绞汁。顿服半杯。

●功效　用于治疗食鱼蟹中毒。

鲜冬瓜汁解鱼蟹中毒 >>>>>>

●配方及用法 鲜冬瓜。将瓜洗净切碎，捣烂如泥，绞取其汁。大量饮服。

●功效 利尿解毒。用于治疗误食河豚及其他鱼、蟹中毒引起的呕吐、腹痛。

芦根汤解河豚或蟹中毒 >>>>>>

●配方及用法 鲜活芦根150～200克，鲜姜25克，紫苏叶25克。水煎服。

●功效 用于治疗河豚或其他鱼、蟹中毒，腹痛吐泻。

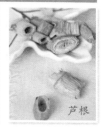

芦根

饮生绿豆浆解农药中毒 >>>>>>

●配方及用法 绿豆。绿豆洗净，浸泡，用小磨加水碾制成绿豆浆汁。灌服，每次120～500克，连服数次。

●功效 清热解毒，利尿消肿。用于治疗农药中毒。

【荐方人】浙江 徐惠

蕹菜解多种食物中毒 >>>>>>>

●配方及用法　蕹菜（别名空心菜、瓮菜、藤藤菜）。将蕹菜洗净，捣烂取汁。大量灌服。

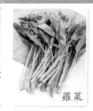
蕹菜

●功效　清热，凉血，解毒，利尿。

生鸡血解砒霜中毒 >>>>>>>

●配方及用法　生鸡血（1只全用）。鸡血加一碗温开水，调匀。一次服，服后约20分钟呕吐。

●功效　解热毒。用于治疗服砒霜中毒。

番薯叶解河豚及菌毒 >>>>>>>

●配方及用法　番薯嫩叶。将嫩叶捣烂，冲入开水。大量灌服催吐，不吐再灌，待吐出黏液即奏效。

●功效　用于治疗误食河豚或毒菌中毒。

【荐方人】孟子明

第二章

呼吸科疾病

肺病

肺病是在外感或内伤等因素影响下，造成肺脏功能失调和病理变化的一类病症，常见的肺病有肺炎、肺气肿、硅肺等。

用鸡蛋、鲜姜治肺气肿 >>>>>>

●配方及用法 取鸡蛋1个打入碗中，鲜姜1块（如枣大小）切碎，把鲜姜放在鸡蛋里，再取一小碗凉水一点点倒入，边倒边搅，最后放入锅里蒸成鸡蛋羹食。

【荐方人】黑龙江　王祉孚

用桑白皮、猪肺等治肺气肿 >>>>>>

●配方及用法 桑白皮15克，猪肺半个（约200克），蜜枣2～3个。把猪肺用自来水从肺喉管冲入，冲到猪肺胀大，用手压去水分，再冲水再压数次，切开，下锅煎去水分后，加少量油。一个猪肺分两次用，分别加药煎后吃肺喝汤。

【荐方人】广东　植楠

喝醋蛋壳液可治肺气肿 >>>>>>

● 配方及用法 用 100 毫升米醋泡 10 个鸡蛋壳（带软膜），每天晚上临睡前喝上 20 毫升醋蛋壳液，喝时加温开水适量并饮些茶。

【荐方人】黑龙江 韩玉学

水白梨、薏米等可治肺气肿 >>>>>>

● 配方及用法 水白梨 500 克，薏米 50 克，冰糖 30 克，加水一大碗，共煮熟。每天服 1 次，连服 1 个月。

【荐方人】河南 陆极

熟地、五味子等可治肺气肿 >>>>>>

● 配方及用法 熟地 15 克，五味子、麦冬、山药、山萸肉、紫石英各 12 克，茯苓、泽泻、丹皮各 9 克，肉桂 5 克（冲服）。每日 1 剂，水煎，分 2 次服。

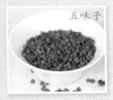
五味子

【荐方人】广西 李子云

芦根、僵蚕等可治肺痈 >>>>>>

●**配方及用法** 芦根20克，僵蚕10克，薄荷10克，蝉蜕5克，银花20克，甘草10克。上药煎15分钟去渣取汁约250毫升，每日1剂，分3次服。咳嗽吐汁样脓痰者，加桔梗10克，黄芩10克，冬瓜仁30克；病重者每日服2剂。

【荐方人】湖南　宁延尧

蒲公英等治硅肺 >>>>>>

●**配方及用法** 蒲公英、半枝莲各30克，浙贝母、前胡、麦门冬、制川军、三棱、莪术、路路通各10克，瓜蒌、苏子、青皮、白果、枳壳各12克，鸡内金、杜仲、川续断、山萸肉、枸杞子各15克，生甘草8克。将上药水煎，分早、中、晚3次温服。每日1剂，两个月为1个疗程。

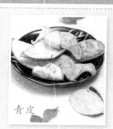
青皮

【荐方人】江西　李香平

咳嗽

咳嗽是肺部疾患的一种常见症状，在临床上，许多呼吸科疾病都伴有咳嗽，如感冒，急慢性支气管炎，支气管哮喘，支气管扩张等。

萝卜葱白可治风寒咳嗽 >>>>>>

●**配方及用法** 萝卜1个，葱白6根，生姜15克。先将萝卜切片，用水3碗煮熟，再放葱白、姜，煮剩一碗汤，连渣趁热一次喝完，第二天就基本可以痊愈。

【荐方人】广州 崔丽娟

大白萝卜、蜂蜜治风寒咳嗽 >>>>>>

●**配方及用法** 大白萝卜1个，蜂蜜30克，白胡椒5粒，麻黄2克。然后将萝卜洗净，切片，放入碗内，倒入蜂蜜及白胡椒、麻黄，蒸半小时趁热顿服。

备注 萝卜最好带皮吃。但也要注意，脾胃虚寒、进食不化，或体质虚弱者宜少食；萝卜破气，服人参、熟地、何首乌等补药后不宜服用。

【荐方人】张克明

对止咳有效的紫苏酒 >>>>>>

配方及用法 摘紫苏叶洗净，沥干水分后放入广口玻璃瓶中，加入蜂蜜和40度以上的烧酒浸泡。

备注 紫苏性味辛温、气辛香，归肺、脾经。有解表散寒，行气和胃之效。主要用于风寒感冒、咳嗽气喘、妊娠呕吐、胎动不安；亦可解鱼蟹中毒。常用量是5～10克。以它的叶子浸酒饮用，用量可因人而异。

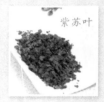
紫苏叶

【荐方人】广西 马一生

白果、北沙参等止咳化痰 >>>>>>

配方及用法 白果、北沙参、百合、花生米各25克，冰糖适量，以水煎取汁液服用，每日1剂。

备注 （1）白果有敛肺定喘、益脾气的功效，系治虚咳之药。（2）北沙参对于热伤胃阴，或阴虚津亏所致的口干、咽燥症疗效显著。百合味甘、微苦，性微寒。归心、肺经。能润肺止咳、清心安神。

【荐方人】武汉 叶建功

服用桔梗可化痰止咳 >>>>>>

●**配方及用法** 桔梗5～10克，开水泡，或放置热水中稍煮都行。量可视症状大小确定。不过，如果只是干咳，没有其他疾患，最好慎用。

备注 （1）中医认为桔梗性平，味苦、辛，有开肺气、祛痰、排脓之效，最适宜于外感风寒，咽喉肿痛，肺脓疡，咳吐脓血，痢痰腹痛等症。（2）桔梗是桔梗科植物桔梗的根，有镇咳、镇静和解热的作用。

【荐方人】海南　魏大春

用嫩桑叶、陈皮等可治咳嗽 >>>>>>

●**配方及用法** 嫩桑叶、陈皮、杏仁、五味子、当归、云苓、半夏、甘草各6克。上药水煎，分2次服。

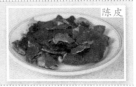

陈皮

备注 此方妙在一味嫩桑叶。树之有叶，犹人之有肺；人以肺为呼吸，植物则以叶为呼吸；以其叶活肺，实有同声相应、同气相求之妙。

【荐方人】江西　刘先启

气管炎是由于感染或非感染因素引起的气管、支气管黏膜炎性变化，临床上以长期咳嗽、咯痰或伴有喘息为主要特征。早期症状较轻，多发于冬季，入春后缓解，晚期炎症加重，且长年存在

姜蜜香油鸡蛋治气管炎 >>>>>>

●配方及用法　将 2 个新鲜鸡蛋打入碗内搅碎，加入 2 汤匙蜜、1 汤匙香油和 2 个蚕豆大的鲜姜（去皮薄片），置锅内蒸熟，早饭前空腹趁热吃下，每天 1 次，连吃 5 次即可见效。

备注　此方既有营养，又能治病，无任何副作用。

【荐方人】姜新

冰糖炖草莓可治气管炎干咳 >>>>>

●配方及用法　取草莓 60 克，冰糖 30 克，将草莓洗净，置碗内，加冰糖，放锅内隔水蒸熟。每日吃 3 次，一般 3 天可愈。

【荐方人】安徽　黄布真

用百部、全瓜等可治气管炎 >>>>>>

●**配方及用法**　百部、全瓜、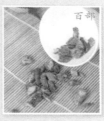
杏仁各 200 克，龙眼肉 100 克，
川贝、猴姜各 150 克，金毛狗
脊 80 克，竹油 70 克，板蓝根
250 克，共研末。每日 2 次，
每次 10 克，开水冲服。忌吸烟、
饮酒及食用产气食物。一般 3 天见效，4 个月治愈。

百部

【荐方人】河南　揭海鹰

西瓜生姜蒸食可治气管炎 >>>>>>

●**配方及用法**　大西瓜 5 千克重，生姜 200 克切成片，
放入西瓜中，隔水蒸三四个小时后，伏天连汁带瓜
皮数次吃下，效果良好。

●**功效**　西瓜，其利博哉，清热利尿，功在药上，
解暑止渴，效赛雪梨，甘甜清润，童叟皆宜，古人
誉之为天然白虎汤。姜辛温宜散。二味同用，其热
可清，炎症当消，肺气宜泄，嗽痰症遁。

【荐方人】河南　王建坤

用苏子、半夏等治气管炎 >>>>>

●配方及用法 苏子 30 克，半夏 30 克，陈皮 30 克，云苓 40 克，肉桂 30 克，党参 30 克，黄皮 20 克，熟地 30 克，胡桃仁 40 克，补骨脂 40 克，鹅管石 50 克，莱菔 30 克，白芥子 30 克，黑锡丹一副。上药加水三碗半，煎至大半碗服，每日 1 剂，不可中断，12～15 剂根除。

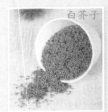
白芥子

备注 各味药缺一不可，勿用相近药代替，否则无效。此外，服药期间，不宜吃冷寒凉的食物。

【荐方人】山东 王军峰

用露蜂房芝麻治气管炎 >>>>

●配方及用法 露蜂房 1 个（树上或墙洞内），芝麻适量。用芝麻把露蜂房全部灌满，然后把蜂房放锅内焙干，研细备用。每日 3 次，每次 15 克，温开水冲服。

备注 服药期间，切忌吃油腻食物。

哮喘

哮喘是一种气道的慢性炎症性疾病，临床表现为反复发作性的喘息、呼气困难，伴有喘鸣音，不能平卧，痰不易咯出，口唇发紫，甚或手足冰凉、恶心、呕吐等症状，一般夜间加重。

用木鳖子、桃仁敷足心治哮喘病 >>>

● **配方及用法** 木鳖子、桃仁（炒）、杏仁各10克，白胡椒7粒，均研成粉末，用鸡蛋清调匀，敷在双脚心15小时。人静卧，将两脚平放。一般用药1剂即愈。

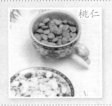
桃仁

【荐方人】广西 谭春文

灵芝酒可治慢性支气管炎哮喘 >>>>>

● **配方及用法** 灵芝10支，酒500毫升。泡制后放阴处1周即可服用。每次一小盅，最多三料酒即可愈。

备注 灵芝还是恢复记忆的良药。

【荐方人】安徽 张守田

麻黄、杏仁等可治支气管哮喘 >>>>>

●**配方及用法** 麻黄 150 克，杏仁 200 克，净棉子仁 500 克。杏仁、棉子仁分别炒微黄，和麻黄共研为细末，备用。成人日服 3 次，每次 10 克，开水冲服。

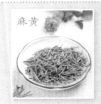
麻黄

备注 对心源性哮喘无效。

姜汁治哮喘 >>>>>

●**配方及用法** 取肥大的生姜 2 千克左右，捣碎榨取姜汁。做一件合身的棉纱布内衣，用过滤的姜汁把内衣浸透，在烈日下晒干，然后患者贴身穿上，每 7 ~ 9 天换一次姜汁衣。一般患者穿 3 ~ 4 次后可见奇效。病情较重者、患病多年的哮喘病人，则需穿 10 次或两个冬天方可收到显著疗果。

备注 治疗期间忌食虾、蟹、生冷和酸性食物，戒烟，禁房事。

【荐方人】广西 梁庆森

第三章 消化科疾病

消化不良   消化不良为一组消化吸收障碍性疾病的综合表现，多因饮食不节、过饥过饱或过食生冷油腻不洁之物，损伤脾胃而导致，症见腹胀、食欲不振、腹痛、嗳气、呕吐、烧心等。

苹果、猪肉可治消化不良 >>>>>>

配方及用法 苹果，猪瘦肉。苹果 2 个切块，用两碗水先煮，水沸后加入猪肉 200 克（切片），直煮至猪肉熟透，调味服食，久食有益。

功效 生津止渴，润肠健胃。治疗肠胃不适及消化不良。

胡萝卜炖羊肉治消化不良 >>>>>>

配方及用法 胡萝卜 6 个，羊肉 250 克，盐少许。炖熟食，后加盐。

功效 健脾，养胃，温肾。用于畏寒喜暖、消化不良、腹部隐痛、阳痿、口淡无味、小便频数之脾胃虚寒、脾肾阳虚患者，有较好的疗效。

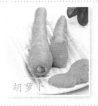

胡萝卜

橘枣饮治消化不良 >>>>>>

●**配方及用法** 橘皮10克（干品3克），大枣10枚。先将红枣用锅炒焦，然后同橘皮放于杯中，以沸水冲泡约10分钟后可饮。

●**功效** 调中，醒胃。饭前饮可治食欲不振，饭后饮可治消化不良。

山楂丸开胃助消化 >>>>>>

●**配方及用法** 山楂（山里红）、怀山药各250克，白糖100克。山药、山楂晒干研末，与白糖混合，炼蜜为丸，每丸15克，每日3次，温开水送服。

●**功效** 补中，化积。用于治疗脾胃虚弱所致的消化不良。

鸡肫皮治消化不良 >>>>>>

●**配方及用法** 鸡肫皮（鸡内金）若干，将鸡肫皮晒干，捣碎，研末过筛。饭前1小时服3克，每日2次。

●**功效** 消积化滞，用于治疗消化不良，积聚痞胀等。

呃逆

> 呃逆俗称"打嗝"，是由膈肌和其他呼吸肌不能自控的连续或间歇的痉挛收缩，使空气突然进入呼吸道内，伴有声带闭合，因而产生"呃、呃"的声音，频频发作，所以称"呃逆"

威灵仙、丁香等治呃逆 >>>>>>

配方及用法 威灵仙15克，丁香6克，柿蒂20个，制半夏15克，制川朴15克，生姜15克。病久气虚者加党参15克。煎2遍和匀，1日3次分服。

备注 呃逆即通常所说的打嗝。胃热者忌服。

米醋止呃方 >>>>>>

配方及用法 米醋。呃逆发作时服米醋10～20毫升，一般可立即生效，止后复发再服仍效。

功效 米醋味酸苦性温，酸主收敛功能散瘀解毒，下气消食。故中焦虚寒胃气上逆之呃逆用之甚佳。

备注 如肝火犯胃，嘈杂泛酸者，忌之。

八角茴香汤止呃逆 >>>>>

配方及用法 将约 100 克重的生八角洗净，捶碎，放入锅中加两碗水煎煮，水煎得剩下一半时，即可服用。若胃寒较严重，可在其中掺入少量蜂蜜。

备注 （1）八角茴香的主要成分是茴香油，它能刺激胃肠神经血管，促进消化液的分泌，增加胃肠蠕动力，有健胃、行气的功效，有助于缓解胃痉挛、止呃逆，减轻疼痛。（2）除栽培的八角外，其他野生种类的八角果实多有剧毒，误用时可导致中毒甚至死亡。

【荐方人】广东　李辉

用高丽参、牛膝等可治呃逆 >>>>>

配方及用法 高丽参、牛膝各 9 克，白术、云苓各 15 克，陈皮、丁香各 3 克，沉香 6 克。水煎服，重煎 2 次，空腹服用。

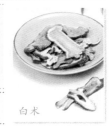

白术

备注 忌恼怒。

胃炎

胃炎是胃黏膜炎症的统称，可分为急性和慢性两类。急性胃炎常见的为单纯性和糜烂性两种。前者表现为上腹不适、疼痛、厌食和恶心、呕吐；后者以消化道出血为主要表现，有呕血和黑粪。慢性胃炎病程常迁延难愈，大多无明显症状和体征，一般仅见饭后饱胀、泛酸、嗳气、无规律性腹痛等消化不良症状。

服三七治浅表性胃炎 >>>>>

●**配方及用法** 取 150 克三七碾成粉末，每次服半汤匙，每天 3 次，用温开水送服。

备注 正在胃出血的人不宜服用。

【荐方人】戴一鸣

生食大蒜治萎缩性胃炎 >>>>>

●**配方及用法** 每天晚餐取两瓣生大蒜，去皮洗净捣烂后和着稀饭食下（能生嚼则更好），餐毕漱口及口嚼茶叶，以解除口中异味。

【荐方人】金玉华

服蜂巢治慢性胃炎 >>>>>

•配方及用法 每次取蜂巢 5 克，放在嘴里慢慢细嚼，然后咽下，每天 2~3 次，空腹服最好；或者将蜂巢放在热锅中与一个鸡蛋一块炒熟吃。

备注 凡养蜂者都有蜂巢，各地都可买到。

【荐方人】河南 胡彦居

用苍术、人参等治愈胃病 >>>>>>

•配方及用法 苍术 4 克，人参 4 克，半夏 4 克，茯苓 4 克，大枣 2 克，陈皮 2 克，甘草 1 克，生姜 0.5 克，将以上生药混合研碎，用开水冲服，每次服 5 克，每天 2 次。

【荐方人】福建 刘兆福

用蒲公英治疗慢性胃炎 >>>>>

•配方及用法 蒲公英（全草）25 克，白及 10 克。水煎 2 次混合，分早、中、晚 3 次饭后服。

【荐方人】黑龙江 牟井有

旱莲草等治疗胃炎 >>>>>>

●配方及用法 旱莲草、救必应、虎杖、水槟榔各 10 克，蒲公英、桂枝、水灯芯各 6 克，海螵蛸 3 克，合为 1 剂。每日 1 剂药煎两次水，上下午或晚上服，日服 2 次，中午不吃药。

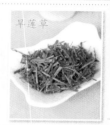

旱莲草

【荐方人】黄福祥、李宏兴、陶秀荣

服薏苡仁粉可治慢性萎缩性胃炎 >>>

●配方及用法 将薏苡仁洗净晒干，碾成细粉，每次取苡仁粉 50 克，同粳米 100 克煮粥，熟后加入饴糖 30 克，每天 2 次。

备注 薏苡仁健脾、补肺、利尿、清热、排脓，饴糖益气补中、缓急止痛，两药合用，药性缓和，味甘而无毒性，又是一种清补健胃的食品。慢性萎缩性胃炎，属虚、寒、热者，均可服用。

【荐方人】广西 韦保凡

消化性溃疡可发生于消化道的任何部位，其中以胃及十二指肠最为常见，即胃溃疡和十二指肠溃疡，其病因、临床症状及治疗方法基本相似。

鲜土豆汁治十二指肠溃疡 >>>>>>

◎配方及用法 鲜土豆1千克洗净后切成丝条，捣烂，再用纱布包住，用力绞出土豆汁。将土豆汁放在锅中以大火烧开，然后用文火熬至稠状，加入适量的优质蜂蜜，再煎熬至黏稠如蜜状，置于土罐，凉凉后装

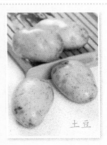
土豆

入瓶中备食。每次1汤匙，一日2次，空腹服用。

备注 土豆多淀粉，热量不低，有暖胃、保护胃肠黏膜之功。煎熬至稠蜜状，加蜂蜜长时间食用，则会有愈合胃肠溃疡创口之效。常吃对习惯性便秘也有相当好的疗效。

【荐方人】陈志明

三方配合使用治胃溃疡 >>>>>>

●**配方及用法**　【方一】木瓜1/8个，一只木瓜切成8块，上午10点吃1片即可。【方二】荔枝汁3汤匙，在下午两点前吃（可用市面有售的荔枝罐头）。【方三】樱桃1粒，樱桃汁1汤匙，在晚间9点左右服，如此反复，连服10天，见奇效。

备注　（1）传统医学认为：木瓜能理脾和胃，平肝舒筋。木瓜所含的木瓜酵素能清心润肺，可以帮助消化、治胃病；木瓜碱具有抗肿瘤功效，对淋巴性白血病细胞具有强烈抗癌活性。（2）确定为胃溃疡时，以上三方，按配合方式服用，自会收到奇效。

【荐方人】深圳　毛亦奇

鸡蛋壳乌贼粉可治胃及十二指肠溃疡

●**配方及用法**　鸡蛋壳2份，乌贼骨1份，微火烘干研细，过细粉筛，装瓶备用。每次服1匙，每天服2次，以温开水送服。

【荐方人】浙江　郭振东

腹泻

腹泻，又称"泄泻"，是指排便次数增多，粪便稀薄，甚至如水样，多由湿邪所伤和内伤食滞引起，其病变主要在肠、胃、脾。

生米炒黄治疗腹泻 >>>>>>

●配方及用法 生米一小抓约50克，扒锅中炒黄（不能炒焦），再放茶叶一小抓（以隔年的为佳），一起炒至金黄。加清水2碗，熬成1碗，一次服下，即见效。严重者可再服一次。

【荐方人】吴景耀

生姜治腹泻 >>>>>>

●配方及用法 老姜一块，洗净，保留姜皮，拍碎。鲜鸡蛋一个，搅拌好。清水适量将姜味充分熬出。趁姜水滚烫，倒入搅拌好的鲜鸡蛋中，做成蛋花姜汤，根据腹泻的轻重程度，加入适量的盐，趁热喝下。

【荐方人】内蒙古 郭海霞

石榴壳治腹泻 >>>>>>

●**配方及用法** 取石榴壳（新鲜或晒干的均可）适量，加适量清水，煮沸，冷却后当茶喝。效果明显。

【荐方人】河南 刘书文

牛额草治腹泻 >>>>>>

●**配方及用法** 牛额草少量洗净和同等猪肉剁碎，放适量水，蒸熟吃，一两次便好。

【荐方人】郭莹

乌梅泡酒治急性肠炎引起的腹泻 >>>

●**配方及用法** 50～60度白酒浸泡杨梅，加佛手片适量，泡15天，腹胀腹痛或非细菌性腹泻均可食用。每次3只，每日2～3次。

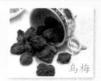
乌梅

备注 杨梅性温，味酸，不宜多食。多食令人发热、长疮，孕妇及大便秘结者忌食。

【荐方人】褚继荣

马齿苋治急性肠炎引起的腹泻 >>>>>

●配方及用法 马齿苋、野荠菜各 2 克，白萝卜干２０克，生姜 3 片，水煎服，每日 1 ~ 2 次，连服 3 天。

【荐方人】刘智勇

番石榴嫩叶治急性肠炎引起的腹泻 >

●配方及用法 嚼食少许新鲜的番石榴嫩芽叶并用温水送服，有奇效。

备注 若一时找不到番石榴嫩叶，可用其老叶或果实煮水服，同样有好的效果。

【荐方人】黄涛

豆腐皮也能治腹泻 >>>>>

●配方及用法 豆腐皮摊平，撒上红糖，然后把豆腐皮卷成一个卷，放在锅中帘上蒸干，连吃 2 天泻止康复。随后再续吃 6 天加以巩固，永不复发。

【荐方人】黑龙江　高洪川

山药糯米粥治慢性腹泻 >>>>>

●配方及用法 山药 30 克，糯米 30 克，大枣 10 枚，薏苡仁 2 克，干姜 3 片，红糖 15 克。按常法共同做粥。每日分 3 次服下，连续服用半月至愈。

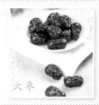

大枣

●功效 补益脾胃。用于治疗脾胃虚弱引起的慢性腹泻，症见久泻不愈、时发时止、大便溏稀、四肢乏力。

焦黄米糕治腹泻 >>>>>

●配方及用法 黄米。将黄米碾成面，按常法蒸成黄米糕，凉凉，切成一指厚的薄片，放在将尽的灰火中煨焦黄，取出研面。每日 2 次，每次 15 克，开水送下，连服 2 ~ 3 日有效。

●功效 对肠胃功能薄弱、饮食稍有不当即致腹痛作泻的患者有较好的疗效。

备注 消化不良者应少食黄米糕或以不食为佳。因为糕性黏腻，难于消化，多吃可致腹泻。

肠梗阻

肠梗阻指肠内容物通过障碍，也就是肠道不通畅，主要症状是腹痛、呕吐、腹胀、停止排气排便等。急性肠梗阻是最常见的外科急腹症之一，死亡率仍较高。

用蜣螂治大便不通 >>>>>>>

●**配方及用法** 蜣螂虫 1 只，焙干为末，冲白开水空腹服下。

【荐方人】广东 张炯标

芦荟、牙皂等治肠梗阻 >>>

●**配方及用法** 芦荟 6 克，牙皂 6 克，木香 6 克，牵牛 18 克，滑石 9 克，大戟 6 克（醋炒），芫花 6 克（醋炒），槟榔片 9 克，甘遂 6 克（面裹煨干，研末，分2 次冲服），生姜 15 克，大枣 10 枚，水煎服。

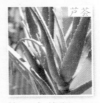
芦荟

备注 以上方剂为成人剂量，用时应按患者身体强弱、年龄大小以及疾病属于寒热虚实调整剂量。

【荐方人】河北 张润波

附子、炒山楂治疗结型肠梗阻 >>>>>

● **配方及用法** 附子、炒山楂各9
克，细辛6克，大黄15克，代赭石、
莱菔子（炒）各30克，枳壳、
川朴各12克，水煎，待肠胃减
压后服，每日2～3剂。

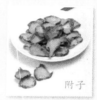

附子

【荐方人】陕西　高洋

生姜汁皂角末可治愈急性肠梗阻 >>>

● **配方及用法** 生姜汁沉淀5克，皂角末15克，蜂
蜜20克。先将蜂蜜煎滴成珠，后下姜汁沉淀和皂
角末捣匀制成坚硬环状如小手指大，长约3～4厘
米的导便条。将导便条插进肛门。

备注 急性肠梗阻类似于祖国医学的"关格"和
"肠结症"。肛门给药，不受上消化道的影响，
使用方便，药物吸收快，是治疗急性肠梗阻的上策。

【荐方人】广东　陈培桂

便秘

便秘即大便秘结不通，也就是排便困难。有些人大便并不干燥但排便费力，有些人则好几天才大便一次，由于粪便在肠腔内滞留时间过长，水分被肠壁吸收，引起粪便干燥、坚硬，更加不容易排出。便秘患者应注意饮食调理，多摄入纤维素含量高的食物、蔬菜、水果，多饮水，养成定时排便的习惯。

芦荟朱砂治便秘 >>>>>>

配方及用法 芦荟 15 克，朱砂 9 克。二味共研细末，每次开水冲服 12 克，隔 1 小时再服一次。服后大便即通，且不伤正气。

【荐方人】陕西　杨森林

紫归散可治便秘 >>>>>>

配方及用法 紫菀 60 克，当归 30 克。将上药共为细末，每日早、晚各服 6 克，温开水送下。

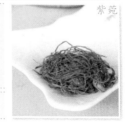
紫菀

【荐方人】李天成

牛奶、蜂蜜治便秘 >>>>>>

●配方及用法 牛奶 250 毫升，蜂蜜 100 毫升，葱汁少许，每天早上煮热吃。本方滑肠通便，适用于习惯性便秘。

【荐方人】王淑霞

马铃薯治便秘 >>>>>>

●配方及用法 马铃薯不拘量，洗净，压碎，挤汁，纱布过滤，每天早晨空腹及中午饭前各服半杯。

【荐方人】刘荣生

用鲜番薯叶治便秘 >>>>>>

●配方及用法 鲜嫩番薯叶（包括叶和叶柄）100 ~ 150 克，洗净后加水约 800 毫升，煮沸 10 分钟，去叶取水，温服，可加少许白糖调味。首次服500 ~ 600 毫升，儿童酌减。8 小时后未解大便者可重服一次。

【荐方人】山东 张英兰

西红柿治便秘 >>>>>>

●配方及用法 西红柿洗干净，切小块，用冰糖适量，将两样拌匀，食用，效果佳。

【荐方人】四川 胡立成

用黑芝麻、核桃仁可治便秘 >>>>>>

●配方及用法 每天中午饭前，把一羹匙黑芝麻、3个核桃仁、6个大槐豆（最好是九蒸九晒的槐豆）在石蒜臼内捣成糊状，放在砂（铁）锅中，倒一碗水用文火熬20分钟，喝时再加蜂蜜一羹匙。

【荐方人】河南 冀树梅

番泻叶治便秘 >>>>>>

●配方及用法 用番泻叶 10 克，加沸水 150 毫升，浸泡 30 分钟即可服用。可根据排便次数掌握用量。加少量蜂蜜效果更佳。

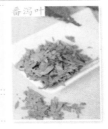

番泻叶

【荐方人】湖南 胡立成

服肉苁蓉治习惯性便秘 >>>>>>

●配方及用法　每日取 30 克肉苁蓉水煎，分 2 次服。一般 4 ~ 6 天见效，10 ~ 15 天可获痊愈。

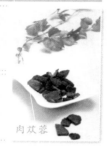

备注　中医认为，习惯性便秘是因血虚肠枯所致，肉苁蓉具有润肠养血作用，因此治疗便秘奏效。

肉苁蓉

吃洋葱可治便秘 >>>>>>

●配方及用法　每天取洋葱(亦称葱头)150 ~ 200 克，洗净切丝，加水适量，煮开 5 分钟，取水代茶饮；或葱丝加肉丝炒熟做菜肴，连吃带喝 2 ~ 3 天即收奇效。

【荐方人】山东　张英兰

黑塔子根治便秘 >>>>>>

●配方及用法　黑塔子根 150 克，水煎，取汁 250 毫升，每早起床后空腹服。

备注　体弱虚寒者忌内服。

胆囊炎

胆囊炎是一种常见的胆囊炎性疾病，可分为急性胆囊炎和慢性胆囊炎。急性胆囊炎的典型表现为急性发作的右上腹痛，发热，恶心呕吐，或有黄疸及血白细胞增高；慢性胆囊炎表现为反复发作且轻重不一的腹胀，右上腹及上腹不适或疼痛，伴嗳气泛酸等消化不良症状，进油腻食物症状加剧。

用蒲公英治慢性胆囊炎 >>>>>>

● 配方及用法 蒲公英 1000 克，每次用药 50 克（鲜蒲公英全草 100 ~ 150 克），凉水浸泡，火煎 5 ~ 7 分钟，饭后当茶饮。每日 3 次，2 天换 1 次药，连喝 1 个月。

【荐方人】吕岗清

用四味汤治慢性胆囊炎 >>>>>>

● 配方及用法 玉米须 60 克，茵陈 30 克，山栀子 15 克，广郁金 15 克，水煎服。

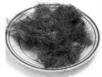

玉米须

【荐方人】陕西 刘泽民

服猪胆江米可治胆囊炎 >>>>>>

●配方及用法 猪苦胆 1 个，江米 150 克。将江米炒黄后与猪苦胆汁混合在一起，备用。每日早、晚各服 10 克，用面汤或温开水冲服。轻者 3 剂，重者 5 剂，即可治愈。

备注 服药期间忌食辣椒。

【荐方人】河南 贾清江

单味大黄可治急性胆囊炎 >>>>>>

●配方及用法 大黄 30 ~ 60 克，水煎，1 ~ 2 小时服一次，直到腰痛缓解。

【荐方人】广西 谭训智

威灵仙煎服治胆囊炎 >>>>>>

●配方及用法 每日取威灵仙 30 克，水煎分 2 次服，10 日为 1 疗程。

【荐方人】湖北 贾峰

胆结石

　　胆结石是胆汁因为种种原因无法保持液体状态，结成颗粒状晶体，沉淀在胆囊及胆管而成。结石形成后，容易引起炎症，表现为右上腹疼痛，可向右肩背部放射，伴有恶心、呕吐、厌油腻等。

用元明粉治胆结石 >>>>>>

●**配方及用法** 元明粉10克，大黄10克，龙胆草6~10克，开水浸泡5分钟，服上清液。重者每日2次。

［荐方人］黑龙江　陈为材

用香油核桃仁治胆结石 >>>>>>

●**配方及用法** 先将120毫升香油放在锅里煮沸，再放入核桃仁20克，炸酥后捞出，加冰糖100克共同研细，加油调为糊状，置于容器内。每4小时服一汤匙，一般数天后即可排出结石。对慢性胆结石患者，可每天食生核桃仁10个，连食1个月后，如症状已消失，可减为每天7个；2个月如未发病，再减为每天4个，连食3个月。

［荐方人］红伟

用黄芩、金钱草等可治胆结石 >>>>>

●**配方及用法** 柴胡 10 克，黄芩 10 克，金钱草 60 克，茵陈 30 克，郁金 10 克，厚朴 10 克，枳壳 10 克，大黄 6 克，金银花 15 克，功劳叶 15 克，水煎服，每日 1 剂，连服 60 剂。

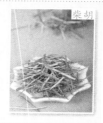
柴胡

●**功效** 方中柴胡、金钱草、茵陈、郁金化石排石利胆；厚朴、枳壳、大黄理气通便，促进排石；功劳叶、黄芩、金银花化石消炎，对胆囊及胆道感染有控制及消除作用。

大黄、柴胡等可治胆结石 >

●**配方及用法** 大黄 10 克，柴胡、玄胡各 15 克，金银花、金钱草、海金沙各 30 克，鸡内金 20 克，金铃子、郁金、木香、五灵脂各 15 克，白芍 20 克，枳壳 10 克。每日 1 剂，水煎 2 次，早、晚分服。

【荐方人】山东 梁兆松

第四章

心脑血管科疾病

贫血

贫血是指全身循环血液中红细胞总量减少至正常值以下，可分为缺铁性贫血、出血性贫血、溶血性贫血、巨幼红细胞性贫血和再生障碍性贫血。贫血对人体的伤害极大，贫血患者往往有心跳不正常、头晕、乏力、气促、心悸等症状。

羊骨粥治贫血 >>>>>>>

●配方及用法 羊骨1000克左右，粳米100克，细盐、生姜、葱白各适量。制作方法：先将羊骨打碎，加水煎汤，然后取汤代水同生米煮粥，待粥将成时，加入细盐、生姜、葱白，稍煮二三成沸即可。食用方法：待粥温热时空腹食用。10～15天为一个疗程。以羊骨粥治贫血宜于秋冬食用。它的主要功效是补肾气，强筋骨，健脾胃。

备注 羊骨粥适用于血小板减少性紫癜和再生障碍性贫血。但不能在感冒发热期间服用，因为羊骨粥甘热助火，此时食用会加重感冒症状，无益于健康。热盛阴虚者亦不宜服用此方。

【荐方人】淮安 石明亮

南方生果——龙眼等可治贫血 >>>>>

● **配方及用法**　龙眼种子30粒，加两碗水倒入锅内，煮滚5分钟即可，最好掺入少许白砂糖，这样可以清肝火，在上午10点左右饮用，此为熟食法；龙眼30粒，在下午4点左右吃，果渣不下咽，此为生吃法。

备注　龙眼在下午四点左右吃才能生效，许多人只知吃龙眼有益，但不知吃法：在不恰当的时候食用，往往吃下龙眼后会肝火上升，以致引起流鼻血等不良反应。

【荐方人】云南　杨秀武

土大黄、丹参等可治缺铁性贫血 >>>

● **配方及用法**　土大黄30克，丹参15克，鸡内金10克。每日1剂水煎服，连服15剂为1疗程。

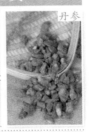
丹参

● **功效**　本方对血小板减少、再生障碍性贫血恢复期均有较好的疗效。

备注　服药期间忌食辛辣。

【荐方人】陈友宝

阿胶鸡蛋可治缺铁性贫血 >>>>>>

●配方及用法 阿胶 10 克捣成细末，将 1 鸡蛋打碎后，同阿胶末置小碗内，加黄酒、红糖适量，搅拌。加水少许，隔水蒸成蛋糊，每日服 1 次（经期或大便溏薄时停服）。

【荐方人】浙江 金安萍

光党参、黑枣等治再生不良性贫血 >

●配方及用法 光党参 3 克，黑枣 31 克（用红枣亦可），仙鹤草 93 克，白芍 6 克，九层塔 62 克，乌骨鸡 1 只，加适量水合炖为 6 碗，早、晚服 1 碗，1 剂 3 日服毕，但饮其汤，不食鸡肉。约半个月，检查一次，随后每周检查，即知病有好转。服药之初，3 日 1 剂，此时可依次递减为 1 周 1 剂，最后半月 1 剂，至痊愈为止。

【荐方人】广西 张兴

高血压

高血压是以动脉血压升高，尤其是舒张压持续升高为特点的全身性疾病，常伴有头痛、头晕、耳鸣、健忘、失眠、心悸等症状，晚期可导致心、肾、脑等器官病变。祖国医学认为，本病属于头痛、眩晕范畴，其病因病机为情志失调、饮食不节或内伤虚损，使肝阳上亢、肝风上扰所致。

洋葱皮对高血压症有效 >>>>>>>

配方及用法 用约 3 个洋葱的外皮的茶色部分，煎煮成汤汁饮用。每天持续喝上几次。

备注 洋葱皮有降血压作用，而且作用缓和。

【荐方人】江宁 赵桂兰

醋浸花生米治高血压 >>>>>>>

配方及用法 生花生米、醋各适量。生花生米（带衣者）半碗，用好醋倒至满碗，浸泡 7 天。每日早晚各吃 10 粒。血压下降后可隔数日服用 1 次。

功效 清热、活血。可保护血管壁、阻止血栓形成。

降血压的芹菜粥 >>>>>>

配方及用法 用芹菜连根 120 克，粳米 250 克，食盐、味精各少许。先将芹菜一同放入锅内加水适量，用武火煮沸，再改用文火熬至米烂成粥。加入适量调味品食用。芹菜粥现煮现吃，不可久放。每天早晚餐各食用一次，连服 7 ~ 8 天为一疗程。

备注 芹菜又名香芹、水芹、旱芹。味辛、甘，性凉。归肝、胃、膀胱经。经现代药理研究表明，芹菜具有降血压、降血脂的作用。由于它们的根、茎、叶和子都可以当药用，故有"厨房里的药物""药芹"之称。

【荐方人】镇江 宋师尊

拌菠菜海蜇可降血压 >>>>>>

配方及用法 菠菜根 100 克，海蜇皮 50 克，香油、盐、味精适量。先将海蜇洗净成丝，再用开水烫过，然后将用开水焯过的菠菜根与海蜇加调料同拌，即可食用。

功效 平肝，清热，降压。可解除高血压之面赤、头痛。

荷叶茶治高血压初起 >>>>>>

🔹**配方及用法** 鲜荷叶洗净切碎，水煎放凉后即可代茶饮用。

【荐方人】李东

金银菊花汤治高血压 >>>>>>

🔹**配方及用法** 金银花、菊花各24～30克。若头晕明显者，加桑叶12克；若动脉硬化、血脂高者加山楂24～30克。本方为1日剂量。每日分4次，每次用沸水冲泡10～15分钟后当茶饮，冲泡2次弃掉另换。可连服3～4周或更长时间。

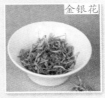
金银花

【荐方人】陕西　王宝华

向日葵叶可降血压 >>>>>>

🔹**配方及用法** 鲜向日葵叶120克。洗净煎汤。每日3次分服。

【荐方人】吕丽英

用玉米须煎水喝可降血压 >>>>>>

◎配方及用法 干玉米须煎水代茶饮，每天 3 次，5
天见效。

【荐方人】福建 纪长球

银杏叶可治高血压 >>>>>>

◎配方及用法 将银杏叶剪成条，每次取 5 克（超
过 6 克会腹泻），放入杯内，用沸腾的白开水冲泡
10 分钟，于早饭前服。1 天 1 次，5 天为 1 疗程。
吃 5 天停 10 ～ 30 天。病好了立即停服，不可过量。

备注 采叶时间以霜降前 10 天左右为宜，并且吃
药期间不喝茶，不喝酒，一定不要超量用药。

【荐方人】山东 王世维

用小苏打洗脚可治高血压 >>>>>>

◎配方及用法 把水烧开，放入两三小勺小苏打，等
水温能放下脚时开始洗，每次洗 20 ～ 30 分钟。

【荐方人】陕西 崔惟光

三方治疗高血压 >>>>>>

●配方及用法 每日用山楂 15 ~ 30 克，水煮待凉后饮用。另外，用芹菜根 100 克熬水煎服，对高血压、失眠者有益。新鲜熟透的香蕉皮煎汤喝，治高血压并能防治脑溢血。

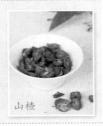

山楂

●功效 山楂有消食健胃、生津止渴等功效，可用于治疗高血压、冠心病等疾病。

【荐方人】陈仲祥

花椒鹅蛋可治高血压 >>>>>>

●配方及用法 鹅蛋 1 个，花椒 1 粒。在鹅蛋顶端打一小孔，将花椒装入，面糊封口蒸熟。每日吃 1 个蛋，连吃 7 天。

●功效 清热解毒。

【荐方人】山东　王健

低血压

低血压是指体循环动脉压力低于正常的状态，病情轻微症状可有头晕、头痛、食欲不振、疲劳、脸色苍白、消化不良、晕车船等；严重症状有直立性眩晕、四肢冷、心悸、呼吸困难、共济失调、发音含糊、甚至昏厥、需长期卧床。

黄芪、官桂等治低血压 >>>>>>>

●**配方及用法** 生黄芪、党参各15克，黄精20克，官桂8克，大枣10枚，生甘草6克。将上药水煎3次后合并药液，分早、中、晚3次日服，每日1剂。20天为1个疗程。可连服2～3个疗程，直至痊愈为止。

【荐方人】四川　崔明柱

党参、黄精等治低血压 >>>>>>

●**配方及用法** 党参、黄精各30克，炙甘草10克。将上药水煎顿服，每日1剂。

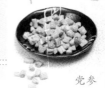

党参

【荐方人】何芳

西洋参、桂枝等治低血压 >>>>>>>

●配方及用法 西洋参 5 克，桂枝 15 克，制附子 12 克，生甘草 10 克。将上药用开水泡服，频频代茶饮。每日 1 剂。服至症状消失，血压恢复正常为止。

【荐方人】湖北 李银生

甘草、桂枝等可治低血压 >>>>>

●配方及用法 甘草 15 克，桂枝 30 克，肉桂 30 克。3 味药物混合，水煎当茶饮。

【荐方人】广西 刘晓英

五味子、淫羊藿可使低血压恢复正常

●配方及用法 五味子、淫羊藿各 30 克，黄芪、当归、川芎各 20 克，白酒 40 毫升，水煎服。每天 1 剂，分早、晚饭前服。

【荐方人】浙江 吴红菊

冠心病即冠状动脉粥样硬化使血管腔狭窄，导致心肌缺血引起的心脏病，最常见的两种类型为心绞痛和心肌梗死，以心前区疼痛为典型症状，常发生于劳累或情绪激动时，常见致病因素有高血压、高脂血症、肥胖、遗传等。

海带松可治冠心病 >>>>>>

配方及用法 浸发海带 200 克，香油，绵白糖、精盐少许。先将浸软泡发洗净的海带放入锅内煮透捞出，再用清水洗去黏液，沥干水分后，即可把海带摆叠好切成细丝。然后在锅内放入香油，油七成热时，把海带丝稍加煸炒，盖上锅盖，略经油炸，揭开锅盖继续焙炸。当海带发硬、松脆时，便捞出沥去余油入盘，放入绵白糖、精盐拌匀即可食用。

功效 软坚化痰，利水泄热。对于预防高脂血症、高血压、冠心病、血管硬化等均有一定的作用。

备注 常食海带，对冠心病有辅助疗效。海带中含有大量的碘，有防止脂质在动脉壁沉着的作用，能使人体血管内胆固醇含量显著下降。

薤白、瓜蒌等可治冠心病 >>>>>

●**配方及用法** 薤白 10 克，瓜蒌 10 克，丹参 10 克，赤芍 10 克，川芎 10 克。上药为 1 剂，水煎服，每日 3 次，每次 5 小匙。多数患者服药后一两天可见效。

【荐方人】辽宁 田孝良

南瓜粥可治冠心病 >>>>>

●**配方及用法** 每次取成熟南瓜 100 ~ 200 克，与大米同煮成稀粥，加入少许糖（稍有甜味即可），1 日 1 顿。

南瓜

【荐方人】黑龙江 姚连江

当归、玄参等可治冠心病 >>>>>

●**配方及用法** 当归、玄参、金银花、丹参、甘草各 30 克。每日 1 剂，水煎服，日服 2 次。冠心病患者应在上方基础上加毛冬青、太阳草以扩张血管；若兼气虚者，加黄芪、生脉散以补益心气；若心血淤阻甚者，加冠心二号以活血化瘀。

【荐方人】史东霞

蜂蜜首乌丹参汤治冠心病 >>>>>>

●配方及用法　蜂蜜 25 克，首乌、丹参各 25 克。先将两味中药水煎去渣取汁，再调入蜂蜜拌匀，每日 1 剂。

●功效　益气补气，强心安神。治冠状动脉粥样硬化性心脏病。

葡萄酒可预防冠心病 >>>>>

●配方及用法　在 20 升罐坛中，把洗净晾干的紫葡萄放在其中，先放进白糖 2500 克，再放入 2500 克 38 度高粱酒，以泡过葡萄为度，然后放在凉爽处，塑料布封顶保存。南方地区放在地下土里保存最好。3 个月后可以饮服。饮服时，勾兑 2 ~ 3 倍白开水。兑加白糖要甜度适宜。每次饮 30 ~ 60 克。此为防病、延年益寿的佳品。

备注　葡萄酒含有黄酮类和多脂类有效物质成分，对血液中血小板凝集有抑制作用，最近一位美国科学家证明，1 天饮 1 次陈酿葡萄酒（含葡萄汁 20 克），可以预防冠心病和脑栓塞的发生。

【荐方人】陈永强

中风偏瘫

偏瘫，属中风后遗症，分为出血性和缺血性两大类。前者包括脑出血和蛛网膜下腔出血，后者包括脑血栓形成和脑栓塞。

姜汁白矾治中风休克 >>>>>>

●配方及用法 鲜姜汁（榨汁）1杯，白矾6克。开水冲化白矾后兑姜汁。灌服。

●功效 散风，温中，醒神。

【荐方人】浙江 沈文娇

马钱子等可治中风偏瘫 >>>>>>

●配方及用法 制马钱子6～10克，僵蚕、全蝎、当归、川芎、生地、桃仁、红花、丝瓜络、附子各10克，蜈蚣5条，白芍30克，黄芪30克。上药水煎服，每日1剂，水煎2次，取400毫升，早、晚饭后分服，15天为1疗程。

【荐方人】四川 唐术耘

赤芍、川芎等可治中风偏瘫 >>>>>>

● **配方及用法** 赤芍 15 克，川芎 10 克，当归尾 20 克，地龙 15 克，黄芪 100 克，桃仁 10 克，红花 15 克。黄芪桂枝五物汤配方：黄芪 100 克，桂枝 15 克，白芍 20 克，生姜 10 克，大枣 15 克。上二方药煎 15 ~ 20 分钟，取汁约 200 毫升，日服 3 次。可配再造丸之类同服，效果更佳。

【荐方人】辽宁　何美贤

香蕉花饮预防中风 >>>>>>

● **配方及用法** 香蕉花 5 克。煎水。代茶饮。

● **功效** 散热滞，活血脉。预防中风。

备注 香蕉花多见于我国南方，且受开花季节限制，取用多有不便，可用香蕉代替。香蕉花含有极丰富的钾，对预防中风，减小中风的发作危险很有作用。香蕉虽不及其花含钾量高，但每天坚持食用，同样具有一定的预防作用。

【荐方人】河北　程广里

第五章

泌尿科疾病

肾炎

肾炎种类很多，根据最初发病原因可分为原发性肾小球肾炎与继发性肾小球肾炎。按照时间来划分，可分为急性肾炎与慢性肾炎。

白花蛇舌草、白茅根治肾炎 >>>>>>

配方及用法 白花蛇舌草、白茅根、旱莲草、车前草各9～15克。将上药水煎，分2次口服，每日1剂。1周为1个疗程。

【荐方人】重庆 邓明材

刺梨、丝瓜根治急性肾小球肾炎 >>>

配方及用法 刺梨根鲜品200克（干品100克），丝瓜根（干鲜均可，如无根，用丝瓜叶和丝瓜络代替）4根，红糖30克，鲜猪瘦肉100克。先将丝瓜根、刺梨根放入砂锅内煎30分钟，再将红糖、猪瘦肉放入煎30分钟后取出，喝汤吃肉，每日1剂，连服3剂为1疗程。

【荐方人】四川 杨从军

猪苓、茯苓可治急、慢性肾炎 >>>>>

配方及用法 猪苓、茯苓、白术、泽泻、桂枝、桑皮、陈皮、大腹皮、茯苓切皮各 10 ~ 15 克，小儿酌减。水煎服，每日 1 剂。

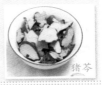
猪苓

功效 化气利水，健脾祛湿，理气消肿。

芪玉汤治肾炎蛋白尿 >>>>>>

配方及用法 黄芪、玉米须、糯稻根各 30 克，炒糯米一撮。上方煲水代茶饮，分数次服，每天 1 剂，切勿间断，连服 3 个月。蛋白消失后，第 4 个月开始可隔 1 ~ 2 天服 1 剂，忌食盐、油炸物。

【荐方人】广东 梁泉健

玉米须煎汤治慢性肾炎 >>>>>>

配方及用法 玉米须 60 克，煎汤代茶，连服 6 个月。

【荐方人】魏东海

牛蹄角质片熬水喝治慢性肾炎 >>>>>

◎**配方及用法**　牛蹄（即牛蹄的角质部分）1只，除去泥土，用利刀切成薄片。用1/4的牛蹄，加水三碗，水煎，煎至一碗水时，去渣温服。两日1次，晚饭后服。

【荐方人】河南　张尚兴

用西瓜和红皮蒜治急性肾炎 >>>>>>

◎**配方及用法**　大西瓜1个，红皮蒜13头，去皮。把西瓜挖一洞，将蒜放入洞内，用瓜皮塞住洞口，洞口向上，放锅内用水煮至蒜熟，吃蒜和西瓜。此方为2天用量。一般服用14个西瓜可治愈。

备注　防止瓜汁流出洞口。

花生仁、大枣可治肾炎 >>>>>>

◎**配方及用法**　花生仁50克，大枣适量，鸡蛋2～3个。大枣、花生仁煮熟后，再入鸡蛋炖熟，一次将鸡蛋、大枣、花生仁连汤吃净，每日1次，或间日一服。

【荐方人】河南　陈立新

商陆、泽泻治急、慢性肾炎 >>>>>>

配方及用法 商陆 15 ~ 30 克，泽泻 15 ~ 30 克，生韭菜 12 ~ 180 克。用清水浓煎温热服。上药为成人一日量，小儿按年龄酌减。急性肾炎可单用上方；亚急性肾炎于方内加茯苓皮 31 克，五加皮 15 克；慢性肾炎加黄芪 31 克，木瓜 15 克；营养性浮肿加薏米 62 克。一般服 4 ~ 10 剂即可愈。

【荐方人】陆小江

老生姜、大枣可治急、慢性肾炎 >>>

配方及用法 老生姜 500 克，大枣 500 克，红糖 120 克，黑、白二丑 20 克。将生姜去皮捣烂，取汁；红枣煮熟去皮、核；二丑研碎成面。4 味同放入碗内拌匀，在锅内蒸 1 小时后取出，分为 9 份，每次 1 份，每日 3 次。连服 2 剂即可见效。服药期间，严禁吃盐。

备注 服时均匀嚼烂；禁酒和高脂肪及对胃有刺激性的食物；服用此药停用其他中药；孕妇禁服。

【荐方人】河南 杨传启

用活鲫鱼、大黄治急、慢性肾炎 >>>

配方及用法 活鲫鱼2条（每条30克以上），地榆15～30克，鲜土大黄9～15克。将鱼洗净，与上述中药同煮沸，睡前半小时或1小时吃鱼喝汤。每日1剂，3～5剂为1疗程。

备注 愈后百日内不得吃公鸡、鲤鱼。

蝼蛄鸡蛋可治肾炎 >>>>>

配方及用法 蝼蛄（不是药杀死的）3个，鲜鸡蛋1个。把蝼蛄弄死，放在瓦片上焙黄焦，研成粉末，装进一个鲜鸡蛋（先打一个洞）里，然后用红黏土泥包裹鸡蛋（泥厚约半厘米），放入炭火中烧熟吃。每天1个，连吃10个。

备注 蝼蛄，别名天蝼，俗名土狗。《本草纲目》记载，蝼蛄，气味咸寒，无毒。主治水肿、头面肿，利大小便，通石淋，能治十种水病，大腹水病，石淋作痛，小便不通。

【荐方人】河南 郑学写

尿道疾患

尿道疾患包括尿血、尿路感染等，尿血指小便红赤甚至尿出纯血，原因很多，主要由泌尿系统疾病引起，如肾结核、尿路感染等。尿路感染时微生物所致的尿路炎症，表现为尿频、尿急、尿痛、排尿不适、发热、寒战等。

生地、茯苓等可治尿血 >>>>>>

配方及用法　生地 50 克，茯苓 30 克，丹皮 12 克，泽泻 15 克，白芍 20 克，旱莲草 25 克，黄柏 10 克，阿胶 15 克（煎药去渣取汁，文火煎阿胶），滑石 20 克，白茅根 20 克，甘草 6 克。水煎服，日服 1 剂，连服 4 剂。

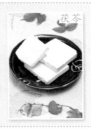

茯苓

【荐方人】海南　梁天生

用竹叶红糖水治尿路感染 >>>>>

配方及用法　竹叶 1 克，红糖适量，熬成一大碗喝下，立见功效，3 ~ 5 碗病痊愈。

【荐方人】何耀荣

龙葵蔗糖水治急、慢性尿路感染 >>>

配方及用法　龙葵 500 克，蔗糖 90 克。将龙葵晒干切碎，加水 4000 毫升，煮沸 90 分钟后过滤取汁，滤渣再煎沸 1 小时后取汁去渣，然后把 2 次药液合并过滤，浓缩至 1000 毫升，趁热加入蔗糖溶解并搅匀，每次服 100 毫升，每日 3 次，5 天为 1 疗程。

【荐方人】辽宁　王安才

服杜仲治尿频 >>>>>>

配方及用法　用 500 毫升白酒，30 克杜仲，浸泡 24 小时以上，每次服药酒 30 克，效果很好。

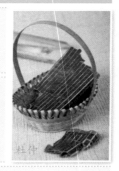

杜仲

功效　《本草纲目》介绍："杜仲为补肾壮腰脊之药物，可补中益气，治腰膝疼及小便余沥。"故杜仲药酒对此病有效。

【荐方人】北京　张济川

马齿苋可治尿路感染 >>>>>>

配方及用法 马齿苋干品 120 ~ 150 克（鲜品 300 克），红糖 90 克。马齿苋如系鲜品，洗净切碎和红糖一起放入砂锅内加水煎，水量以高出药面为度，煎沸半小时后去渣取汁约 400 毫升，趁热服下，服完药盖被出汗。如属干品则需加水浸泡 2 小时后再煎，每日服 3 次，每次煎 1 剂。

【荐方人】河北　张云亭

淡竹叶、桔梗可治小便不通 >>>>>>

配方及用法 取淡竹叶 10 克，桔梗 10 克。将 2 味药置于一个大茶杯内，再将沸水约 300 毫升倒入杯里，加盖焖泡 20 分钟左右，每隔 3 小时饮服 1 次，每日多次，即可排尿，恢复正常。

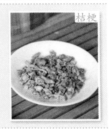
桔梗

【荐方人】胡闻

泌尿系结石

此为泌尿系的常见病，结石可见于肾、膀胱、输尿管和尿道的任何部位，临床表现因结石所在部位不同而有异。肾与输尿管结石的典型表现为肾绞痛与血尿，膀胱结石主要表现是排尿困难和排尿疼痛。

金钱草、海沙藤可治尿路结石 >>>>>>

【配方及用法】取金钱草、海沙藤各60克，鸡内金15克，每天1～2剂，加水煎汤代茶频饮，可大增尿量和稀释尿液，能加强对结石的冲刷力，使结石缩小排出体外。本方适合治疗不需手术的输尿管、膀胱等尿路结石。

【荐方人】潘彦清

核桃仁可治胆肾结石 >>>>>>

【配方及用法】核桃仁50克（生、熟各一半碾成粉），冰糖粉50克，熟香油50克（菜油、花生油均可）。服时将三样混合成糊糊即可，每天早、晚各服一半。服完后，仍按上述配方继续配食。

【荐方人】云南·何思问

火硝滑石治疗泌尿系统结石 >>>>>>

配方及用法 火硝6克，滑石18克。在铁勺上放纸张，把火硝倒在纸上，不让其接触铁器，放在文火上炒黄。炒黄的火硝与滑石置入药煲中，加水一大碗，煎服10分钟，倒出药汁服用，每天1剂，每天服2次，连续服用至尿石排出为止。

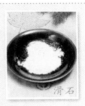

滑石

【荐方人】广西 王唯懿

鸡内金治尿路结石 >>>>>>

配方及用法 鸡内金1个。将鸡内金晒干，捣碎，研末，白水送服。每日1次，可连续服用。

功效 化石通淋。

鱼腥草水治尿路结石 >>>>>>

配方及用法 取鱼腥草适量，用开水冲泡后，频频饮用即可。

功效 排尿路结石。

金钱草、鸡内金等可治肾结石 >>>>>

配方及用法 金钱草、鸡内金各30克，海金沙25克，石苇、冬葵子、当归、川芎、三棱、莪术、黄柏、泽泻各20克，枳壳、甘草各15克。上药冷水浸泡30分钟后，文火水煎20分钟取汁300毫升，分3次服。腰酸痛者加山萸肉、杜仲各20克，有积水者加猪苓、茯苓皮各30克。

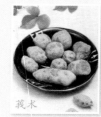

莪术

【荐方人】黑龙江　赵淑兰

车前子、木通等可治泌尿系统结石 >

配方及用法 车前子20克，木通、大黄、甘草各10克，滑石15克，白茅根30克，金钱草50克。上药水煎服，早、晚各服1次，每日1剂。结石在肾脏者加生地、枸杞子各20克；结石在输尿管及膀胱者加白术12克，桂枝6克，猪苓9克。

【荐方人】辽宁　郑福春

第六章 神经科疾病

眩晕症

眩晕是一种症状，病人可感觉头晕眼花，严重时就好像坐在船上或车中摇晃不已，站立不稳，有的感觉房屋在旋转，眼前物体模糊不清，有的甚至不能睁开眼睛，否则就感觉天昏地暗、恶心呕吐、出冷汗。

白果可治眩晕症 >>>>>>

● 配方及用法　优质白果仁30克（有恶心、呕吐症状者，加入干姜6克）。上药研为细末，等分为4份，每次1份，温开水送下，早、晚饭后各服1次。一般服用4～8次可痊愈。

【荐方人】云南　普华

乌梅、菊花等可治眩晕 >>>>>>

● 配方及用法　乌梅、菊花、山楂各15克，白糖50克。上药煎约30分钟左右，取汁200毫升，然后将白糖放入煎好的药液中，每日服2次。

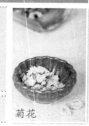

菊花

【荐方人】河南　詹瑞林

仙鹤草可治眩晕症 >>>>>>

● **配方及用法** 仙鹤草100克，水煎，每日1剂，分2次服。

【荐方人】江西 叶礼忠

荆芥、半夏等可治眩晕症 >>>>>>

● **配方及用法** 荆芥10克，半夏15克，大黄10克，钩藤20克。前2味用清水约400毫升，文火先煎15分钟后入大黄、钩藤，再煎10多分钟去滓温服。

【荐方人】广东 梁如庆

独活鸡蛋可治眩晕 >>>>>>

● **配方及用法** 独活30克，鸡蛋6个，加水适量一起烧煮，待蛋熟后敲碎蛋壳再煮一刻钟，使药液渗入蛋内，然后去汤与药渣，单吃鸡蛋。每日1次，每次吃2个，3天1疗程，连续服用2～3个疗程。

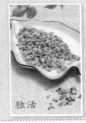

独活

【荐方人】辽宁 吴顺希

天麻、熟地等可治眩晕 >>>>>>

● 配方及用法 天麻、熟地、党参、黄芪各25克，1只童子母鸡（已成熟，未下过蛋的），一起煮熟（注意不放任何调料），分早、晚2次空腹服完，最好是发病时用。

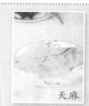
天麻

【荐方人】范欣

党参、法半夏等可治眩晕症 >>>>>>

● 配方及用法 党参、法半夏各9克，当归、熟地、白芍、白术各30克，川芎、山萸肉各15克，陈皮3克，天麻9克。水煎服，每日1剂。

【荐方人】广西 张泰贵

五味子、酸枣仁等治眩晕症 >>>>>>

● 配方及用法 五味子10克，酸枣仁10克，淮山药10克，当归6克，龙眼肉15克，水煎服。每日1剂，早、晚2次服用。

【荐方人】木培红

头痛

> 头痛是临床常见的症状之一，可由许多急慢性疾病引起。外感头痛多属实证，治疗以祛邪为主，内伤头痛多为虚证，治疗以扶正为主，或扶正与祛邪兼顾。若伴有视力障碍、呕吐而不恶心，头痛剧烈难忍者，应及时就医诊治。

盘龙草、蝉蜕等可治疗头痛 >>>>>>

●**配方及用法**　盘龙草 30 克，蝉蜕 7 个，大枣 5 个，蜂蜜 1 匙，菊花 1 株。将上药用水适量煎煮 10 ～ 15 分钟，分 2 次温服。

【荐方人】江西　罗永华

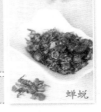

蝉蜕

白附子、全蝎等可治头痛 >>>>>>

●**配方及用法**　白附子、全蝎各 6 克，当归、柴胡各 12 克，僵蚕、川芎、白芷各 10 克，蜈蚣 1 条。水煎服，每日 1 剂。

●**功效**　搜逐血络，祛风止痉，通络止痛。

【荐方人】湖北　肖海霞

鸡蛋、白菊花等可治头痛 >>>>>>>

●配方及用法 鲜鸡蛋2个，白菊花、白芷、川芎各30克，防风15克。用针将鸡蛋扎数十个小孔，同药放入沸水中煎煮，待蛋熟后，去蛋壳和药渣，吃蛋喝汤，一般2天就可痊愈。

【荐方人】四川 高术财

白芷冰片治头痛 >>>>>>>

●配方及用法 白芷30克，冰片0.6克。共研细末，贮瓶备用。鼻闻一次（约2分钟）。不应，再闻一次，必效。

【荐方人】黄涛

千年健、透骨草等可治头痛症 >>>>>

●配方及用法 千年健、透骨草、追地风、一枝蒿各6克，用纱布包好，水熬数沸洗头。当时即见效，数次即愈。

【荐方人】河北 樊庆彬

三叉神经痛

三叉神经痛是一种常见的脑神经疾病，以一侧面部三叉神经分布区内反复发作的阵发性剧烈痛为主要表现，该病的特点是发病骤发、骤停、闪电样、刀割样、烧灼样、顽固性、难以忍受的剧烈性疼痛。疼痛历时数秒或数分钟，疼痛呈周期性发作。

川芎、白芷等治疗三叉神经痛 >>>>>

●**配方及用法** 川芎 30 克，白芷 8 克，白芥子、白芍、香附、郁李仁、柴胡各 10 克，甘草 5 克。水煎 2 次，两汁混匀，分 2 次服。6 天为 1 疗程，一般 2～3 疗程可愈。

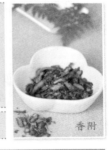
香附

【荐方人】山西　张起生

麝香塞耳可治三叉神经痛 >>>>>

●**配方及用法** 麝香少许，用绵纸包裹，塞入耳孔内（哪边痛，塞哪边）。

【荐方人】河南　尤永杰

白芷、白蒺藜等可治疗三叉神经痛 >

●**配方及用法** 白芷、白蒺藜、白附子、白僵蚕、煨川楝子各9克，地龙15克，全蝎、蜈蚣各5克，白芍、川芎各30克，肉桂1.5克。因寒而触发者，白芷可加至15克，加制川乌、制草乌各6克；因热而发者，加菊花9克，决明子15克；大便干结或闭塞者加生大黄6～9克。

【荐方人】上海 魏东华

向日葵盘治三叉神经痛 >>>>>>

●**配方及用法** 向日葵盘100～200克（去子），白糖适量。将向日葵盘掰碎，分2次煎成500～600克的汤，加白糖。每天早晚饭后1小时服下。若病情较重，可日服3次，服量也可加大一些。可根据病情灵活掌握疗程。为防止复发，病愈后可多服几日，以巩固疗效。

●**功效** 清热解毒，逐邪外出。用于治疗三叉神经痛。

【荐方人】山西 马惠

坐骨神经痛

> 坐骨神经痛是指坐骨神经病变，沿坐骨神经通路即腰、臀部、大腿后、小腿后外侧和足外侧发生的疼痛综合征。

祁蛇、蜈蚣可治坐骨神经痛 >>>>>>>

●配方及用法 祁蛇（或乌梢蛇）、蜈蚣各10克。焙干研成粉，等份分成8包。首日上下午各服1包，继之每天上午服1包，7天为1疗程。每疗程间隔3～5天，一般1～2个疗程可显效至痊愈。

备注 患者一般在药后可有全身及患肢出汗或灼热感，有的可出现短暂性疼痛及麻木，不久即消失。

桃仁、红花等可治坐骨神经痛 >>>>>>

●配方及用法 桃仁、红花、当归、地龙各15克，川芎、甘草、没药、五灵脂、牛膝各10克，秦艽、羌活、香附各5克。水煎服，每天1剂，分早晚2次，空腹温服。

【荐方人】吉林　刘丽花

黄芪、白芍等治坐骨神经痛 >>>>>>>

●配方及用法 生黄芪 50 克，白芍、元胡、木瓜、全当归、桂枝各 20 克，赤芍、牛膝、鸡血藤、威灵仙、路路通各 15 克，地鳖虫、全蝎各 10 克，生甘草 5 克。将上药水煎，每日 1 剂，分早、中、晚口服。10 天为 1 个疗程。

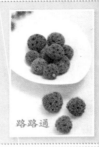

路路通

【荐方人】四川 何焕章

黑、白丑等可治坐骨神经痛 >>>>>>>

●配方及用法 黑、白丑 120 克，穿山甲 30 克，西红花 30 克，补骨脂 30 克，大云 30 克，川乌 12 克，草乌 12 克。以上药研成细面和蜜为丸如楝子大。早、晚各服 4～6 粒。

备注 男性患者服药期间节制性生活；如买不到西红花，用土红花，改为 50 克；穿山甲用砂子炒后研面。

【荐方人】河南 曾广志

桂枝酒治坐骨神经痛 >>>>>>

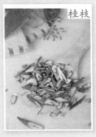
桂枝

●**配方及用法** 桂枝、当归、防风、白芷、苍术、牛膝、赤芍、苍耳子、穿山甲各12克,杜仲、川乌、草乌、木香、广三七各6克,骨碎补、金毛狗脊、黄精、黄芪各15克,自然铜30克。上药浸酒服,男用白酒,女用黄酒,每天服15～20毫升,分3次服,20天为1疗程。

【荐方人】黑龙江 程震

乳香粉治坐骨神经痛 >>>>>>

●**配方及用法** 制马钱子50克,制乳香、制没药、红花、桃仁、全蝎、桂枝、麻黄各20克,细辛15克。将上药共研为细粉末,装入空心胶囊内,每粒重0.3克。用时,每服3～4粒,每日早、晚用黄酒或温开水送服。15天为1个疗程。

【荐方人】广东 彭宗堂

面瘫

面瘫也称面神经炎、亨特综合征，俗称"歪嘴巴""吊线风"等，是以面部表情肌群运动功能障碍为主要特征的一种常见病，一般症状是口眼歪斜。

肉桂末等可治面瘫 >>>>>>

●配方及用法 肉桂末 2 ～ 6 克（冲服），附子、麻黄各 4 克，川芎 6 克，党参、白芍、杏仁、防风、黄芩、防己、白附子各 10 克，甘草 5 克，细辛 3 克，蜈蚣 3 条，地龙 15 克，陈巴豆（1 ～ 2 年内药效最好）10 ～ 13 克。内服药水煎服。药渣趁热用两层纱布包敷熨患处，凉后加热再熨，反复多次。

备注 用药后最好睡觉，以利发挥药效。外敷药巴豆去壳捣烂如泥状（勿放水、油等物），按患者手心大小捏成饼状，置于患侧手心外，外盖敷料后绷带固定。24 小时后将巴豆饼翻转再敷 24 小时，48 小时后将巴豆饼取下捣烂，再做成饼状，再敷 24 小时，共 3 昼夜。敷药处一般有发痒、发热、起疱，甚至沿手臂到颈项、面部胀痛，眼睑浮肿等反应，均属正常，无须处理。反应太大可将敷药取下，反应很快减轻消失。若过后病未好转，可按原法再敷 1 次，治疗期适当休息。

鹅不食草治面神经麻痹 >>>>>>

●**配方及用法** 鹅不食草（干品）9克，研为细末，加凡士林调成软膏，涂在纱布上。再用鲜品15克捣烂如泥，铺在软膏上。患者左侧歪斜贴右边，反之则贴在左面。2天换药1次，2～3次即可痊愈。

【荐方人】王忠财

半夏、全瓜篓等可治面瘫 >>>>>>

●**配方及用法** 半夏、全瓜篓、川贝母、白蔹、白及、川乌各10克，白附子9克、白芥子12克。上药共研成细末，加陈米醋湿炒热，装入用两层纱布做的袋内即可。取上药袋敷于面部健侧（左歪敷右侧、右歪敷左侧），绷带包扎固定。待药凉后，再炒再敷。

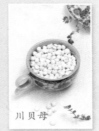

川贝母

●**功效** 祛风、湿经、通络。

备注 本方不适用于脑血管意外和其他脑部疾患引起的面瘫。

失眠

失眠即睡眠失常，表现为入睡困难，断断续续不连贯，而过早地醒来，醒后不能再继续睡，有睡眠不足、全身乏力、倦怠感觉，多因疼痛、感觉不适、神经衰弱、生理节奏被打乱、睡眠环境影响等引起。

大枣葱白汤治失眠 >>>>>>

◆**配方及用法** 大枣 15 个，葱白 8 根，白糖 5 克。用水两碗熬煮成 1 碗。临睡前顿服。

◆**功效** 补气安神。用于治疗神经衰弱之失眠。

备注 临睡前用热水烫脚，多泡些时间，水凉再加热水，随泡随饮大枣葱白汤，疗效更好。用法改用冲鸡蛋汤热饮，亦有功效。

花生叶子可治失眠 >>>>>>

◆**配方及用法** 花生叶子（干、鲜均可）数量不拘多少，水煎服或开水浸泡当茶喝，早、晚各 1 次，每次喝 200 毫升。

【荐方人】辽宁 孙健男

人参、党参等治神经衰弱引起的失眠

● **配方及用法** 人参 5 克，党参 20 克，五味子 10 克，煎水 2 遍，早晚当茶饮，7～10 日痊愈。

【荐方人】张德国

酸枣仁粥治疗心悸失眠 >>>>>>>

● **配方及用法** 酸枣仁 5 克，粳米 100 克。酸枣仁炒黄研末，备用。将粳米洗净，加水煮作粥，临熟，下酸枣仁末，再煮。空腹食之。

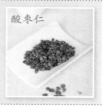
酸枣仁

● **功效** 宁心安神。用于治疗心悸、失眠、多梦。

食醋镇静安神治失眠 >>>>>>>

● **配方及用法** 醋（陈醋或香醋）。用 10 毫升食醋，调在一杯温开水中喝下。每日睡前 1 小时饮用。

● **功效** 食醋能诱发机体产生一种叫 5- 羟色胺的物质，有良好的镇静催眠作用。

当归、丹参等可治神经衰弱性失眠 >

●配方及用法　当归、丹参、川芎各 200 克，用 75%
酒精适量浸泡月余后，去渣取汁再浸泡王不留行，以
药汁浸透为度，加少许麝香效果更好。

【荐方人】安徽 尚良翠

花生茎尖泡服可治失眠 >>>>>>

●配方及用法　鲜花生茎尖 30 克。上药放入茶具内，
用鲜开水 150 毫升冲泡，每晚睡前 1 小时服完，
一般 2 ~ 3 日即可明显见效。

【荐方人】湖南 王小义

用橘皮枕芯治失眠 >>>>>>

●配方及用法　吃橘子时把扒下的皮在暖气片上烘干，
攒起来，最后砸碎成荞麦粒大小的颗粒，装在枕头里。

【荐方人】张健人

自汗 盗汗

自汗与盗汗是指人体在没有任何外来因素的情况下自行汗出的一种病理状态，凡不因劳动、穿衣、天气、药物等因素影响，白天时时汗出，动辄更甚者，为自汗；睡中汗出，醒来即止者，为盗汗。

桃奴、红枣治自汗、盗汗 >>>>>>>

● **配方及用法**　桃奴（晒干的桃子）15 个，红枣 10 个煎水，每晚一次服下，同时食用桃奴和红枣，3 ~ 6 剂见效。

【荐方人】张德国

五倍子、牡蛎治自汗、盗汗 >>>>>>>

● **配方及用法**　五倍子 15 克，牡蛎 9 克，辰砂 1.5 克。共研细末，贮瓶备用。用时取本散适量，于临睡前用食醋调和敷脐中，外以消毒纱布覆盖，胶布固定，第二天早晨起床时除去，每晚 1 次。

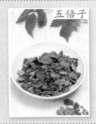

五倍子

【荐方人】河南　陈俊杰

龙牡汤治头汗症 >>>>>>>

●配方及用法 龙骨 30 克，牡蛎 30 克，黄芪 15 克，白术 15 克，防风 10 克，浮小麦 20 克。上药水煎，每日 2 次分服。

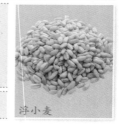

浮小麦

【荐方人】张子英

养心汤可治手汗淋漓 >>>>>>

●配方及用法 柏子仁 30 克，炒枣仁 30 克，荔枝仁 15 克，首乌 30 克，黄芪 60 克，茯苓 30 克，龙牡 30 克。每日 1 剂，水煎 2 次分服。

【荐方人】徐荣生

豆浆锅巴治盗汗 >>>>>>

●配方及用法 取出豆浆锅巴晒干备用。食用时，取豆浆锅巴（干品）30 克，水煎 10 分钟左右，加入适量白糖，连汤及豆浆锅巴一起食用，每日食用 1～2 次。盗汗消失后，再连续食用 2～3，以巩固疗效。

【荐方人】马宝山

癫痫

癫痫即俗称的"羊角风"或"羊痫风"，是大脑神经元突发性异常放电，导致短暂的大脑功能障碍的一种慢性疾病。

黄芪、防风可治癫痫 >>>>>>

●配方及用法　黄芪 10 克，防风 10 克，赤芍 10 克，水煎服，每日 1 剂，日服 3 次。

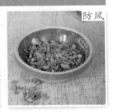

防风

【荐方人】河南　史涵璋

当归、川芎等可治癫痫 >>>>>>

●配方及用法　当归 10 克，川芎 10 克，白芍 10 克，淮牛膝 10 克，白术 10 克，砂仁 6 克，肉豆蔻 5 克，黑姜 10 克，黄芪 10 克，肉桂 6 克，吴萸 10 克，桂圆肉 10 克，大枣 10 克，桔梗 10 克，党参 30 克，故芷 9 克，生姜 3 片。与"小黑狗"共煎服。注：故芷的别名为补骨脂、破故芷、黑故子。"小黑狗"系地方性土药名。

【荐方人】福建　苏菊花

服大枣黄米面能治癫痫 >>>>>>

●**配方及用法** 大枣 7 枚，黄米面少许，白酒 250 克。首先把枣核从一端取出，然后用白水把黄米面和好，将和好的面塞满枣内，放在碗里，并加入白酒将其点燃，直至酒烧完为止。每天早晨取其 1 枚服用，7 天 1 个疗程。

【荐方人】侯伯安

螳螂子治癫痫 >>>>>>

●**配方及用法** 花椒树上的螳螂子 30 个，鲜桃树根白皮 10 克，槟榔、枳实各 50 克。螳螂子用剪子剪的时候，两头带花椒枝各 2 厘米长，再将桃根白皮、螳螂子共放锅内，沙土炒黄，

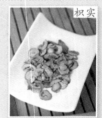
枳实

再加槟榔、枳实，共为细末。上药末共分 100 包，每次服 1 包，日服 1 次，连服 3 ~ 4 个月。

备注 忌食羊肉 3 年。须长期服用，方可巩固。

第七章

皮肤科疾病

皮肤瘙痒

皮肤瘙痒症是指无原发皮疹、自觉瘙痒的一种皮肤病，好发于老年及青壮年，冬季多发。

用黄蒿治疗皮肤瘙痒 >>>>>>>

●**配方及用法** 用黄蒿擦拭皮肤瘙痒处即可。黄蒿各地均有，主要生长在荒草地里。青黄蒿剪回后就能擦，若是霜打干了的黄蒿，在热水里浸泡一两分钟再擦同样有效。

【荐方人】河南 周彦亭

荆芥、银花等可治皮肤瘙痒 >>>>>>

●**配方及用法** 荆芥、银花、丹皮、桑叶、连翘、苦参、黄柏、地肤子各 10 克，白蒺藜、白藓皮各 9 克，蝉蜕 3 克，共放入砂罐内，加清水连煎 2 次。然后将 2 次药汁混合，按早、中、晚分 3 次服完。连服 9 剂药为 1 个疗程。

白藓皮

【荐方人】广西 梁登仁

荆芥、防风等可治皮肤瘙痒 >>>>>>>

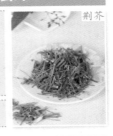
荆芥

●**配方及用法** 荆芥、防风各10克，杨树条、野薄荷、野艾、蛤蟆酥各20克，大粒盐50克，熬水，先烫后洗。

【荐方人】贺培银

用樟树叶治皮肤瘙痒 >>>>>>>

●**配方及用法** 摘点儿樟树叶子，放在锅内煮半个小时，用水洗患处。

【荐方人】安徽 秦春兰

用密陀僧可治顽固性皮肤瘙痒 >>>>>

●**配方及用法** 用密陀僧（又名丹底）放炉火中烧红后，立即投入醋中，待冷后，将药捞起，再行烧红，如法淬制，这样反复7次，然后把它研成细末备用。取末适量略加白茶油调匀，涂患处。

【荐方人】福建 王春惠

涂桃树叶止痒 >>>>>>

配方及用法 治疗荨麻疹、斑疹发痒或虫螫,采3～4片桃树叶,用水洗干净、沥干水。将叶子切碎放入容器中,充分研碎它,然后将等量面粉加进去,充分混匀,再将它涂在患部,很快就会有令人意想不到的效果。

备注 将桃树叶切碎,用擂钵之类的容器捣碎,若加上油脂类的物质混合使用,油脂发黏会阻塞毛孔。如果是将桃树叶煎汁后过滤,再用纱布浸汁,轻搽患部再来回擦拭,或敷在患部上,这样既简单,也好处理,又不发黏。不过这也因人而异。有时液体太浓时,会引发患部更痒。涂抹后,可以擦痱子粉等,亦是一个治疗皮肤瘙痒的好方法。

用金银花藤治皮肤瘙痒 >>>>>>

配方及用法 金银花藤或根,加少许食盐水煎,待凉后洗患处(全身痒可用其洗澡),每日3次,见效很快。

【荐方人】安徽 陶夜亚

黄瓜芒硝水搽患处治术后瘢痕奇痒 >

●配方及用法 用鲜黄瓜 250 克，芒硝 200 克，水 200 克，煎 10 分钟取出过滤，用滤汁外擦，每日 3 次。每次配方可用半个月，备用的贮于冰箱内。坚持擦半年，瘢痕会缩小，痒症则自愈。

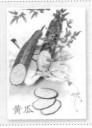

黄瓜

【荐方人】德江

用鲜艾汤治掌痒 >>>>>>

●配方及用法 鲜艾全草约 200 克切段，煎 20 分钟取汁 200 毫升，将手放入热汤（以能忍受且不烫伤皮肤为度）中浸泡至冷，每天 2 次。原汤可再利用，次日另做。采用本法一般 4 次可愈。方法简便，无副作用，不花钱，疗程短，见效快。

【荐方人】广东 陈超群

湿疹是一种特殊类型的变态反应性皮肤疾患，临床表现为集蔟性的丘疱疹，且皮损处糜烂流水。这种病很常见，可发生于身体的任何部位，头面、耳郭、乳房、四肢的屈侧更为常见。

核桃液涂抹患处除湿疹 >>>>>>

●**配方及用法**　取尚未成熟的青核桃数个，洗净，然后用干净的小刀将核桃的青皮削下一块，此时刀口处会流出许多汁液，即用棉球蘸取核桃液往患处涂擦。边涂抹边摩擦，每日涂 2 ～ 3 次，2天后患处周围皮肤出现结痂，可以将其揭掉，继续涂擦患处。如此反复治疗 3 ～ 5 日可痊愈。

【荐方人】江西 华勇继

用樟脑球除湿疹 >>>>>>

●**配方及用法**　用白酒 500 毫升，加 24 粒卫生球（樟脑球），放入耐高温的容器内用火加温，至卫生球溶化后，用干净的棉花蘸着搽患处，一般 2 ～ 3 次即愈。

【荐方人】翟富牛

用蛇床子、苦参等可治湿疹 >>>>>>

◎配方及用法 蛇床子15克，苦参10克，地肤子10克。将上药加水适量，煎煮20分钟左右，撇药汁，候温洗患处。

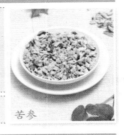

苦参

【荐方人】山西 郭晓中

用青黛、蒲黄可治湿疹 >>>>>>

◎配方及用法 青黛20克，蒲黄20克，滑石30克，共研细末备用。患处渗液者，干粉外扑；无渗液者，麻油调搽。

◎功效 青黛外用可消炎、消肿、杀菌、止血、抗病毒，蒲黄可收涩止血，滑石清热止痒吸收水湿。

备注 本方用药简单，诊治方便，药价低廉，外搽或内服均可收到立竿见影之特效。

【荐方人】湖南 曹泰康

荨麻疹

荨麻疹俗称"风疹块""风疙瘩"，是一种常见的过敏性皮肤病，在接触过敏源的时候，会在身体不特定的部位冒出一块块形状、大小不一的红色斑块，这些斑块产生的部位会出现发痒的情形。

用苍术、黄柏等治疗荨麻疹 >>>>>>

●配方及用法 苍术、黄柏、荆芥穗、蛇床子、白鲜皮、粉丹皮各 12 克，防风、全蝎、蝉蜕、连翘、茯苓各 10 克，地肤子、乌梢蛇各 15 克，甘草 7 克。水煎服。

备注 有的患者服头一两剂时，病情可能加重，这是除风药驱邪出表之故，也是向愈的象征，继续服药很快即可痊愈。

用韭菜根捣烂搽患处治荨麻疹 >>>>>

●配方及用法 将韭菜根 100 克洗净捣碎，用白纱布包裹，擦患处，疙瘩会自行消退。城市找韭菜根不便，可用韭菜梗代替。

【荐方人】刘显昌

黄芪、地肤子等可治荨麻疹 >>>>>>

●配方及用法 黄芪、地肤子各 30 克，肉桂、制附子各 6 克，党参、白术、茯苓、赤芍、白芍、当归各 12 克，熟地黄 15 克，川芎、乌梢蛇、炙甘草各 9 克。上方水煎，每天 1 剂，分早晚 2 次服。服药 5 剂后症状减轻者，为药症相符，可继续服；反之，则为本方力所不及。

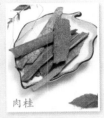

肉桂

【荐方人】山东 陆国华

蝉衣、防风等可治荨麻疹 >>>>>>

●配方及用法 蝉衣 10 克、防风 9 克、僵蚕 10 克、炒黄芩 15 克、丹皮 10 克、生地 15 克。大便秘结加生大黄 5 ~ 9 克。每天 1 剂，煎 2 遍和匀，每天 2 ~ 3 次分服。

●功效 蝉衣、防风、僵蚕祛风止痒；黄芩清肺热；丹皮、生地凉血。

●备注 忌辛辣刺激及海味动风之食物，禁烟酒。

艾叶酒治疗荨麻疹 >>>>>>

配方及用法 白酒 100 克，生艾叶 10 克。上药共煎至 50 克左右，顿服。每天 1 次，连服 3 天。

【荐方人】湖北 薛振华

用葱白汤治荨麻疹 >>>>>

配方及用法 葱白 35 根，取 15 根水煎热服，取 20 根水煎局部温洗。

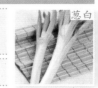

葱白

【荐方人】重庆 史方奇

蟾蜍汤治荨麻疹 >>>>>>

配方及用法 活蟾蜍 3 ~ 4 只。去内脏洗净后放入砂锅内煮极烂，用纱布过滤去渣，留汤备用。搽洗患处，日 3 或 4 次。

功效 解毒，消肿，止痛。用于治疗丘疹性荨麻疹。

备注 本药有毒，不可内服。

香菜根治荨麻疹 >>>>>>>

◎配方及用法 取十几棵香菜的根须洗净切段，煮5分钟，调上蜂蜜后，连吃带饮，对荨麻疹的红、肿、痒等症状有较好的治疗效果。

备注 《本草纲目》：胡荽，辛温香窜，内通心脾，外达四肢，能辟一切不正之气，故痘疮出不爽快者，能发之。诸疮皆属心火，营血内摄于脾，心脾之气得芳香则运行，得臭恶则壅滞故尔。

【荐方人】庞静

用活蝎泡酒喝治荨麻疹 >>>>>>>

◎配方及用法 取七八只肥大的活蝎子，用清水洗净后，投入高粱酒中。蝎子在酒中翻动，尾巴会拉出一条条乳白色的细带，这细带逐渐扩散与酒相融，不一会儿蝎子即醉死瓶底。1周后，将这瓶酒加酒兑成2瓶，每天喝1小盅。

【荐方人】山东 王同武

带状疱疹

带状疱疹是由水痘－带状疱疹病毒引起的，以沿单侧周围神经分布的簇集性小水疱为特征，常伴有明显的神经痛，发病前常有低热、乏力症状，将发疹部位有疼痛、烧灼感。本病最常见为胸腹或腰部带状疱疹，约占整个病变的70%，夏秋季发病率较高。

冰硼散、凡士林可治带状疱疹 >>>>>

配方及用法 冰硼散、凡士林。用冰硼散、凡士林各适量，调成糊状，敷于患处。每天1次。

【荐方人】河南 廖永吉

用三黄二香散外敷治带状疱疹 >>>>>

配方及用法 生大黄、黄柏、黄连各30克，制乳香、没药各15克。上药共研细末，加浓茶叶汁调成糊状，外敷患处，干则易之。一般1～2日后结痂、疼痛消失，4～6日痊愈。

黄柏

【荐方人】江苏 殷大彰

用侧柏糊治带状疱疹 >>>>>>

●配方及用法 取侧柏叶适量，捣成黏状，加鸡蛋清调成糊状，敷于患处，外用敷料固定。每日更换 1 次。一般只需 2 次，即能结痂痊愈。此方经济简便，疗程短，大大减少了患者的病痛，优于其他方法。

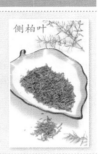
侧柏叶

【荐方人】山东 姜占先

用仙人掌冰片治带状疱疹 >>>>>>

●配方及用法 取新鲜仙人掌（视皮损面积大小而定量），去刺刮去硬皮，捣成糊状加冰片 1 ~ 2 克敷患处。1 日 1 次，连续外敷 3 ~ 7 天而愈。

●功效 临床实践证明，此法对急性腮腺炎、急性乳腺炎、淋巴结肿大、黄水疮及疮、疖、痈肿等亦有特效。

【荐方人】河南 魏瑞英、魏翠英

用韭菜汁搽洗治带状疱疹 >>>>>>>

●配方及用法 将刚刚割下的鲜韭菜（其量不限，可根据病变面积大小而定）用双手揉搓，取其汁备用。先将患处用凉开水洗净擦干，然后马上用韭菜汁反复搽洗，一次见效。病重者不超过3次痊愈。

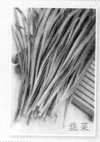

韭菜

【荐方人】黑龙江 刘为

用仙人掌、粳米粉治带状疱疹 >>>>>

●配方及用法 新鲜仙人掌、粳米粉、米泔水各适量。仙人掌去针及绒毛，切片，捣烂，再加入粳米粉和米泔水适量。捣和均匀使成粘胶状以备用。用时将已制好的胶状物敷于患处，外盖油纸，绷带包扎固定。每隔3～4小时换药1次。

●功效 除痒止痛。

【荐方人】张东然

白癜风是一种常见多发的色素性皮肤病，以局部或泛发性色素脱失形成白斑为特征，是一种获得性的，皮肤色素脱失形成的白色斑片。

用三黄散治白癜风 >>>>>>

● 配方及用法 雄黄 8 克，硫黄 8 克，石硫黄 3 克，密陀僧 6 克，补骨脂 10 克，麝香 1 克，轻粉 2 克，蛇床子 10 克，上药用纯枣花蜂蜜调匀外搽，每日早、中、晚各 1 次。对汞过敏者禁用，此药慎勿入口。

【荐方人】河南 卢明

用白芷、白附子治白癜风 >>>>>>

● 配方及用法 白芷、白附子各 16 克，密陀僧 10 克，雄黄 3.5 克。上药研细后筛去粗末，用切为平面的黄瓜尾（趁液汁未干）蘸药末用力擦患处，每天擦 2 次。

【荐方人】江苏 袁培春

用猪肝、沙苑蒺藜治白癜风 >>>>>>

●配方及用法 猪肝一具（煮熟），炒沙苑蒺藜62克研面。熟猪肝切小片蘸药面吃，1日服完。轻者1～2料，重者2～4料，屡治屡验。

【荐方人】河北 岑效儒

用熟地、女贞子等可治白癜风 >>>>>

●配方及用法 熟地30克，女贞子30克，墨旱莲40克，菟丝子30克，制首乌50克，补骨脂60克，蛇床子20克，雄黄20克，硫黄20克，白藓皮100克，白附子25克，密陀僧20克。

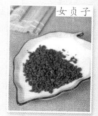
女贞子

将上药共研粗末，用白酒500毫升，米醋250毫升浸泡1个月后外擦患部，每日1～3次。

备注 本药有毒，切忌入口，擦后也要洗手，以免中毒。同时，注意皮肤的变化，发现疾病已消失，应再坚持擦几天，以巩固疗效，防止复发。

【荐方人】吴风平

牛皮癣

牛皮癣是一种常见的慢性皮肤病，通常表现为红色或棕红色斑丘疹或斑块，表现覆盖着银白色鳞屑，边界清楚，故又称“银屑病”，多发生于头皮、四肢等部位。

党参、苦参等可治牛皮癣 >>>>>>

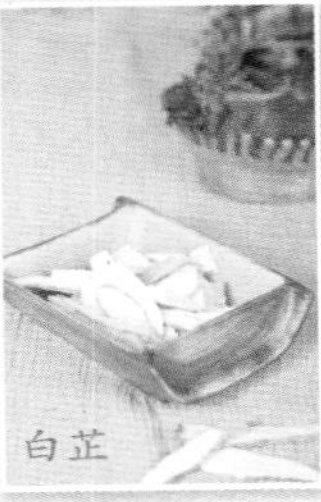

白芷

配方及用法 党参、苦参、沙参、玄参、丹参、当归、川芎、荆芥、防风、白芷、桂枝、白藓皮、犀角各 3 克，乌蛇 9 克。痒甚者加蝉蜕、川椒各 9 克；不痒者加三七 3 克，生地 9 克。犀角单独为末，余药共为细末，混匀分为 3 包。每天晚饭后用黄酒冲服 1 包，服药前先吃 3 个红皮鸡蛋。首次服药后要盖被发汗。服药期间应避风。治疗期及治疗后 1 年内要少吃辛辣等刺激性食物。

备注 第一次服药后的发汗，对于疗效好坏有重要作用。凡出汗透者，疗效一般较好；出汗不透或未发汗者，疗效较差。但需注意严密观察，以防过汗发生虚脱。

将青山核桃捣碎治牛皮癣 >>>>>>

●配方及用法 采集新鲜青山核桃，将其捣碎，用核桃汁和残渣，根据牛皮癣面积大小敷于患处，然后用纱布缠包好。待1小时左右，患处会起疱、出水，此时勿担心，大约10天脱皮，可治愈。

【荐方人】黑龙江 王振德

用楮树浆治牛皮癣 >>>>>>

●配方及用法 取楮树浆方法：用刀在树枝上划一小口，楮树即冒出白浆。将浆水分早晚两次擦魔芋患处，初抹时有烧灼感。注意：楮树的浆水切勿滴入眼内。

【荐方人】牛正之

用鲜核桃皮汁治牛皮癣 >>>>>>

●配方及用法 鲜核桃一个（七八成熟），将核桃皮削破漏出汁水，将癣皮用手抓破让其出血，用核皮汁水往患处反复擦。

【荐方人】王承礼

用全蝎治牛皮癣 >>>>>

●**配方及用法** 全蝎 7 个，用 31～62 克香油煎（炸）熟，于饭前或饭后食用，接着喝黄酒，量以身体能承受为度，然后卧床休息发汗。每隔 7 天吃 1 剂。

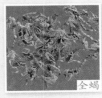

全蝎

服 4～5 剂周身患处脱掉一层皮时，即停止服药。

备注 全蝎指的是头、尾、足、钩都完整的蝎子。不能用活的、鲜的蝎子。若自己抓的活蝎子，应放入水中煮死晒干后再用。

【荐方人】辛宝贵

用蒜泥敷灸法治牛皮癣 >>>>>>

●**配方及用法** 艾条隔蒜泥温和灸，即取大蒜适量去皮，捣如泥膏状，敷于患处，厚 0.2～0.3 厘米，上置艾条按温和灸法操作。每次施灸 15～30 分钟，或灸至局部灼痛热痒为度。每日或隔日灸治 1 次，7～10 天为 1 疗程。

【荐方人】广西 丘家旭

各种斑

脸上长斑非常影响容貌，很多人为此困扰。斑点包括雀斑、黄褐斑、蝴蝶斑等，皮肤长斑主要是因为压力、激素分泌失调、新陈代谢缓慢、化妆品使用不当、不良的洁肤习惯等引起。

白及、白附子等可治黄褐斑 >>>>>>

配方及用法 白及、白附子、白芷各6克，白蔹、白丁香（即雀粪）各4.5克，密陀僧3克。上药共研细末，每次用少许药末放入鸡蛋清或白蜜内搅调成稀膏，晚上睡前先用温水浴面，然后将此膏涂于斑处，晨起洗净。一般1个月内斑可消退。

【荐方人】山东 吴绍伯

柿树叶末可治棕褐斑 >>>>>>

配方及用法 取青嫩柿树叶晒干研细面30克，与白凡士林30克调匀成雪花膏状。每天临睡前搽于患处，早晨起床后洗去，10天为1疗程。隔3天再用，连用3个疗程，棕褐斑即全部消退。

【荐方人】辽宁 伍菊青

用生姜酊可治雀斑 >>>>>>>

配方及用法 鲜姜 50 克，去掉杂质洗净，待晾干后装入瓶中，然后加入白酒或 50% 酒精 500 毫升，加盖密封浸泡 15 天即可，外擦治疗。

【荐方人】山东 徐志强

丝瓜络汤治蝴蝶斑 >>>>>>>

配方及用法 丝瓜络 10 克，僵蚕、白茯苓各 10 克，白菊花 10 克，珍珠母 20 克，玫瑰花 3 朵，红枣 10 枚。将上述各味药加水煎煮浓汁 2 次，混合。分 2 次饭后服用，每日 1 剂，连服 10 天见效。

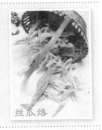

丝瓜络

功效 通经活络，清热，和血脉。有消斑的功能，用于治疗蝴蝶斑。

备注 在用此法治疗蝴蝶斑期间，应做到四避免：避免使用化妆品及刺激性强的肥皂，避免强烈的阳光照射，避免食用有刺激性的、温热性的食物如姜、葱、胡椒、辣椒等，避免忧思、抑郁。

腋臭 腋臭俗称狐臭，主要症状是腋窝等褶皱部位散发出难闻气味，影响患者的社会生活，严重者可以导致患者心理障碍。

白及、白附子等可治黄褐斑 >>>>>>>

配方及用法 白及、白附子、白芷各 6 克，白蔹、白丁香（即雀粪）各 4.5 克，密陀僧 3 克。上药共研细末，每次用少许药末放入鸡蛋清或白蜜内搅调成稀膏，晚上睡前先用温水浴面，然后将此膏涂于斑处，晨起洗净。一般 1 个月内斑可消退。

【荐方人】山东 吴绍伯

用明矾水治狐臭 >>>>>>

配方及用法 取 5% 明矾水 20 毫升，直接蘸取擦洗患部，1 日 2 ~ 3 次，10 日为 1 个疗程。擦洗后，最好用爽身粉搓扑，利于患部祛湿护肤，润滑爽身。

备注 此法尚不能根除，一旦发现腋下有异味要继续擦洗。

【荐方人】边文波

鲜姜汁涂腋消炎祛臭 >>>>>>>

配方及用法 鲜姜。将鲜姜洗净，捣碎，用纱布绞压取汁液。涂汁于腋下，每日数次。

【荐方人】广西 蒋永平

泥鳅消炎除腋臭 >>>>>>

配方及用法 泥鳅。将泥鳅（不洗，带黏液）捣烂。涂敷腋下，连涂数次，直至治愈。

功效 消炎散肿，解毒除臭。

用山姜治狐臭 >>>>>>>

配方及用法 山姜适量。先用热水敷洗腋窝10～15分钟，再用山姜（生姜也可）轻擦局部，擦至皮肤轻度充血为度（切不可用力过大，以免擦伤皮肤），然后用3%～4%碘酒涂局部。每天1～2次，10次左右可痊愈。

【荐方人】黑龙江 刘友兰

皮炎

皮炎是一种常见而顽固的疾病，反复性大，有的患者十余年甚至更长时间不愈。其最常见的特征是瘙痒、流水、脱屑等，常见的有神经性皮炎、脂溢性皮炎和接触性皮炎等。

用陈醋木鳖治神经性皮炎 >>>>>>

配方及用法 木鳖子（去外壳）30 克，陈醋 250 毫升。将木鳖子研成细末，放陈醋内浸泡 7 天，每天摇动 1 次。用小棉签或毛刷浸蘸药液涂擦受损皮肤，每天 2 次，7 天为 1 疗程。

【荐方人】湖南 王文安

川槿皮、海桐皮可治神经性皮炎 >>>

配方及用法 川槿皮、海桐皮各 30 克，轻粉 9 克，斑蝥、巴豆各 7 个，雄黄、大黄各 9 克，凡士林适量。将上药粉碎研细过罗，与凡士林调和为红棕色膏，直接涂患处约 0.1 厘米厚。结黑痂后自动脱落，1 次痊愈。

【荐方人】山东 王淑云

韭菜糯米浆可治接触性皮炎 >>>>>>

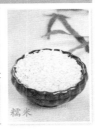

●**配方及用法** 韭菜、糯米各等份。上药混合捣碎，局部外敷，以敷料包扎，每天 1 次。

●**功效** 此方治疗接触性皮炎疗效甚佳，一般 3 ~ 5 天即可痊愈。

糯米

用猪胆治脂溢性皮炎 >>>>>>

●**配方及用法** 猪胆 1 个。将猪胆汁倒在半面盆温水中，搅拌后洗头（或洗患处），把油脂状鳞屑清除干净，再用清水清洗 1 次，每天 1 次。

【荐方人】山东 梁兆松

用土方艾韭椒洗患部可治神经性皮炎

●**配方及用法** 艾蒿 200 克，韭菜 200 克，花椒 50 克。将上药加水煮沸，趁温热洗患处。每日洗 1 ~ 2 次，一般 3 ~ 5 剂可愈。

【荐方人】山东 王亭

用大蒜泥涂敷可治神经性皮炎 >>>

配方及用法　将大蒜捣碎成泥状,涂于患处,过 5 ~ 7 分钟洗净,隔 1 天涂 1 次, 3 ~ 5 次后即可见效。

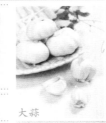
大蒜

【荐方人】山东　张益亭

黄鼠狼可治神经性皮炎 >>>>>>

配方及用法　捉黄鼠狼 1 只,剥皮剖腹弃脏,分成小块,放锅里煮,不加盐,肉烂后吃肉喝汤,1 次即愈。

【荐方人】河北　刘建国

用苦瓜汁治夏季皮炎 >>>>>>

配方及用法　先用鲜苦瓜(未长熟的小瓜)0.25 千克左右捣烂取汁,搽患处,过半小时后搽药水乐肤液,待药水干后,再搽必舒软膏。这样每日 3 次,连续 2 天即可治愈。

【荐方人】束健

疮疾

疮疾泛指癣痈疽等皮肤及外科疾患。蛇头疗生于手指尖，形似蛇头。黄水疮是一种常见的化脓球菌传染性皮肤病，特征为丘疹、水疱或脓包等。臁疮是发生于小腿下部的慢性溃疡，特点是疮面长久难以收口或虽已收口却常因损伤而复发。疥疮是疥虫疥虫感染皮肤引起的皮肤病，体征是皮肤剧烈瘙痒，皮疹多发于皮肤皱褶处，特别是阴部。

枸杞子、白酒可治蛇头疗 >>>>>>

●配方及用法 枸杞子 15 克，白酒、水各 50 毫升，煮烂后，捣成糊状，加入冰片 0.5 克，食醋一盅调匀，装入小塑料袋套于患指上，包扎固定 12 小时取下。加醋少许，拌匀再敷。用药一次肿痛大减，3 日可愈。

【荐方人】戈杰

用蒲公英治臁疮 >>>>>>

●配方及用法 取鲜蒲公英（带根）50 克，洗净，加适量水煮开，吃药喝汤，一次服用。每日 2～3 次，单吃。

【荐方人】汪广泉

用黄柏等治黄水疮 >>>>>>

配方及用法 黄柏、生大黄、苦参各 30 克，蒲公英、百部、银花各 20 克，水煎取汁。用药汁洗患处（若有脓液溢出，则先用温盐水洗净），每日 3 ~ 5 次。

【荐方人】陕西　张君喜

硫黄、百部等可治疥疮 >>>>>>

配方及用法 硫黄 20 克，百部 10 克，冰片 1 克。将上药研极细末，加适量凡士林拌匀，包装备用。温水洗浴全身，用力将上药涂擦患部，每日 1 次，5 天更换衣被，将用过的衣被消毒处理。

【荐方人】四川　冷治卿

水煎白矾、食盐等可治疥疮 >>>>>>

配方及用法 白矾、食盐各 62 克，苍耳子、蒺藜子、地肤子各 31 克。上 5 味药水煎，加水 5 碗，煮沸半小时后，去药渣，倒入盆内，擦洗患处，1 日 3 次。

【荐方人】河南　冯茂林

马齿苋、活蚯蚓等可治臁疮 >>>>>>>

⚫配方及用法 鲜马齿苋、活蚯蚓等量。取上药捣烂成泥状，备用。据病变范围取药外敷，用纱布包扎，每日 1 次，3 日为 1 疗程。症状严重者可取二药各 30 克，捣绞取汁口服，每日 2 次。

【荐方人】蒙志刚

用独头蒜治冻疮 >>>>>>>

⚫配方及用法 在伏天将独头蒜捣成蒜泥，浸半天，将患处洗净，蒜涂于患处，1 小时后洗去，涂 10 次左右。每日 1 次，也可隔日 1 次。

【荐方人】辽宁 白宝成

用茄秧秆煮水治冻疮 >>>>>>>

⚫配方及用法 冬天的时候到地里将已摘完茄子、叶子也已掉光的光秃的茄秆连根拔起，回家后放脚盆中加水煮一会儿，等水温低点儿后泡脚。

【荐方人】高学冬

各类
咬伤

> 日常生活中，如果不幸被狗、蛇或昆虫类咬伤，要及时采取措施，以免感染细菌，对身体健康带来危害。

用虾形草治蛇咬伤 >>>>>>

●配方及用法 单药虾形草。如果被五步蛇、竹叶青蛇咬伤（金银环蛇无效）症状较轻时，用此药外敷就行了。如症状较重（即毒气超过股关节和肩关节）时应加内服此药。

【荐方人】安徽 潘积成

鲜桃树叶疗狗咬伤 >>>>>>

●配方及用法 鲜桃树叶。洗净，嚼烂成饼状。伤口未化脓者将药饼敷于伤口，1贴可愈。伤口化脓者切不可将药敷于伤口上，只宜敷在伤口周围，每日换药，直至痊愈。用药量视伤面大小而定。用药前应用盐水洗净伤口及周围皮肤。

●功效 解毒，敛疮。用于治疗狗咬伤。

杏仁、雄黄治狗咬伤 >>>>>>>

配方及用法 杏仁、雄黄等份。将鲜杏仁捣烂如泥，调入雄黄和匀。将伤口洗净，敷上药泥，包扎固定。

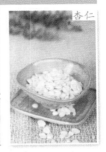

杏仁

功效 解毒，生肌。用于治疗狗咬伤。

桑树嫩头捣烂治蜈蚣咬伤 >>>>>>>

配方及用法 采桑树（蚕食的）嫩头 5 ~ 10 根（包括嫩叶）捣烂，放少量红糖再捣几下，然后将其敷在蜈蚣咬破处，立即止痛。

【荐方人】余兵

大雄鸡涎治蜈蚣咬伤 >>>>>>>

配方及用法 将大雄鸡 1 只缚脚倒吊，20 分钟后口内流涎，此涎用瓷盘接着，用以涂搽伤处，连续十余次，可以痊愈。

【荐方人】贵州 刘朝宏

夏枯草治蜂蜇伤 >>>>>>

●配方及用法 夏枯草适量，捣烂敷患处，外用纱布包扎。1次即愈。

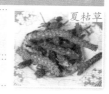

夏枯草

【荐方人】河南　胡子强

羊奶治蜘蛛咬伤 >>>>>>

●配方及用法 鲜羊奶适量，煮沸。尽量饮用。

●功效 解毒，利尿，消肿。用于治疗蜘蛛咬伤。

唾液治蚊虫叮咬 >>>>>>

●配方及用法 当发现被蚊虫叮咬或局部痛痒起红丘疹时，把口内的分泌液唾在掌中或指上，在患处反复揉搓1分钟，以痛痒缓解为度。过一会儿再做，仍效前法，切忌抓挠患处，以防皮肤损伤而继发感染。对于某些原因不明的小面积皮肤瘙痒，此法亦可取效，还可用自己的唾液为他人治疗。

【荐方人】河南　李小周

辣椒粉治狗咬伤 >>>>>>

配方及用法 成熟辣椒。将辣椒晒干，研成细粉。撒于患处并包扎固定，每日换 1 次。

功效 杀菌，消肿，止痛。用于治疗狗咬伤。

梨树叶汤治蛇咬伤 >>>>>>

配方及用法 梨树叶 2 把（干鲜不拘），洗净，加水煎汤。每次趁热饮用一大碗，出汗后，就能清热解毒。

备注 梨树叶性凉，能清热解毒，当然若能再以梨树叶煮水洗涤伤口会更好。

蛇不见、前胡等可治蛇咬伤 >>>>>>

配方及用法 蛇不见、前胡、青木香、粉防己、紫金皮、七叶一枝花各 3 克。将上药研粉，白开水送服，每日 1 剂，分 3 次口服。

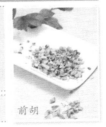

前胡

【荐方人】江苏 夏金陵

烧烫伤

烧烫伤是生活中常见的意外伤害，沸水、滚粥、热油、热蒸气的烧烫是常会发生的事。对某些烧烫伤，如果处理及时，就不会导致不良的后果。

新鲜葡萄治烫伤 >>>>>>>

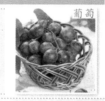
葡萄

配方及用法 取鲜葡萄若干，洗净去子，捣浆，直接敷在患处即可，干后及时换上新的。能迅速止痛，两天即可痊愈，且不易遗留疤痕。

功效 葡萄性平、味甘酸，兼具收敛、消炎的作用，对于轻度烫伤，能迅速愈合创口。

用石灰水搅香油治烫伤 >>>>>>>

配方及用法 用石灰一块，放置大碗加水搅之，沉淀后取其上层清水，另放一碗中，与香油急速搅成膏，涂在患处可马上止痛。有疱可挑破。重者1周即愈，不留疤痕。倘若火毒攻心，可取白糖水两碗服之，即解之。有小孩小便服之，效果更佳。

【荐方人】浙江 吴生

用地榆黄散治各种烧烫伤 >>>>>>

配方及用法 地榆20克，黄柏15克，黄芩15克，大黄15克，乳香15克，没药15克，樟脑10克，冰片10克。上药共研细末，以香油调成糊状，外用涂抹伤面1～2次即可。

乳香

【荐方人】内蒙古 于龙

萤火虫治火烫伤 >>>>>>

配方及用法 萤火虫50～100只，蜂蜜适量。将萤火虫置碗内捣烂，用蜂蜜调匀，用棉签蘸以轻搽患处，干后再搽，连续搽6～7次，不须包扎，一般1～3天可愈，重者2周可愈。

功效 泻火解毒，消炎止痛，保护创面，控制感染，防止局部渗液及促进患处早日生肌结痂。

备注 本药最好在伤处未起疱时涂搽，涂后不起水疱。已起水疱者，将水疱刺破，水疱排水后再涂，伤口切勿着冷水。

鲜牛奶治灼伤 >>>>>>

●配方及用法 鲜牛奶适量。将消毒过的纱布浸于牛奶中。将纱布敷于伤口。

●功效 生津润燥。用于治疗火灼致伤。

桂圆核治烫伤 >>>>>>

●配方及用法 桂圆核研细末，调茶子油涂患处；或桂圆壳烧炭，研为末，调桐油涂患处。

【荐方人】张国伟

大黄、生石膏治烫伤 >>>>>>

●配方及用法 大黄3克，生石膏3克，儿茶3克。上药共研细末，香油适量调成糊状，外敷伤处，稍干再敷，即可见效。

备注 使用此药无须纱布敷盖，配制药粉要精细，可避免瘢痕形成，勿与其他药混用。

【荐方人】天津 李彭柱

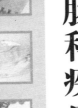

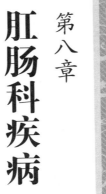

第八章

肛肠科疾病

痔疮

痔疮是指直肠末端黏膜下和肛管皮下的静脉丛发生扩大曲张所形成的柔软静脉团，包括内痔、外痔和混合痔。症状为便血、直肠脱垂、肿痛、大便习惯改变等。饮酒过度、过食辛辣食物、久坐久立缺乏运动、长期便秘等都会引发痔疮。

鲜无花果叶治痔疮 >>>>>>

● **配方及用法** 将无花果叶放入瓷罐中煮 20 ~ 30 分钟，趁热熏洗痔疮患部。每日 3 次。

备注　痔疮有很多种，因便秘或大便坚硬的人常会患裂痔。患者在入浴时用鲜无花果叶液汁熏洗肛门，并将擦有少量无花果叶液汁的手指插入直肠中，也是一种能促进排便、治痔疮的好方法。

【荐方人】江苏　马正华

茄子末治内痔 >>>>>>

● **配方及用法** 茄子。茄子切片，烧成炭，研成细末。每日服 3 次，每次 10 克，连服 10 天。

● **功效** 清热止血，用于治疗内痔。

荆芥、防风等治痔疮 >>>>>>

●配方及用法 荆芥、防风、土茯苓、使君子各 9 克，芒硝 120 克，马钱子 6 克。将上药放砂锅内加水煮沸。然后，倒入罐内，令患者蹲在罐上先熏后洗，每晚 1 次。

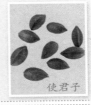

使君子

【荐方人】四川 李如俊

南瓜子煎熏治内痔 >>>>>>

●配方及用法 南瓜子 1000 克。加水煎煮。趁热熏肛门，每日最少 2 次，连熏数天即愈。熏药期间禁食鱼类发物。

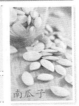

南瓜子

【荐方人】河南 牛全喜

红糖金针菜汤消痔 >>>>>>

●配方及用法 红糖 120 克，金针菜 120 克。将金针菜用水 2 碗煎至 1 碗，和入红糖。温服，每日 1 次。

●功效 活血消肿。对痔疮初起可以消散，对较重症有减轻痛苦之功。

吃香蕉皮可治痔疮 >>>>>>

●配方及用法　香蕉皮晒干后煨吃，用白酒做引，能治好痔疮。

【荐方人】谢毓铭

用威灵仙治痔疮 >>>>>>

●配方及用法　中药威灵仙 100克，分 3 次，炖后去渣加冰糖炖服。每次便后清洗肛门。

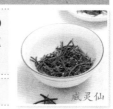

威灵仙

【荐方人】张良来

黄酒花椒可治痔疮 >>>>>>

●配方及用法　500 毫升黄酒，50 克花椒，混合在一起浸泡 7 天以后开始饮用，每天喝上一盅或两盅均可，如有酒量多喝点也无妨。有的喝 500 毫升花椒酒就好了，如不痊愈再往泡过的花椒里续 500 毫升黄酒接着喝就可以。

【荐方人】刘绍臣

肛瘘
肛裂

肛瘘是常见的肛门疾病，祖国医学称为痔漏，是肛管、直肠周围脓肿溃破切开后的后遗症。肛裂是以肛门周期性疼痛，即排便时阵发性刀割样疼痛，便后数分钟缓解，随后又持续剧烈疼痛可达数小时，伴有习惯性便秘，便时出血为主要表现的疾病。

花槟榔治肛门瘙痒 >>>>>>>

配方及用法 花槟榔 30 克，加水 200 毫升，煎成 30 毫升，每晚保留灌肠。再以雄黄粉 10 克，调成糊状后，外敷肛门周围。

【荐方人】王山

润肤膏治肛裂 >>>>>>>

配方及用法 当归、生地各 15 克，麻油 150 克，黄蜡 30 克。先将当归、生地入油内煎熬，药枯后去渣，投入黄醋，即成半液状油膏，备用。每天大便后，清洗疮面，然后取药膏适量涂敷于患处。每日换药 1 次。

功效 润肤生肌。

枯矾、黄蜡可治肛瘘 >>>>>>

◆**配方及用法** 枯矾、黄蜡各 50 克。将黄蜡熔化，投入矾末，和匀，候冷，做成药条，将药条从外口插入深处。一般 1 ~ 2 次痊愈。

【荐方人】山东 王冲

芒硝、甘草、蚯蚓可治肛瘘 >>>>>>

◆**配方及用法** 芒硝（皮硝）0.03 克，甘草 3 克，蚯蚓 1 条。将上药捣烂，做成条状，晾干插入瘘管内。一般 1 ~ 2 次痊愈。

【荐方人】河南 黄吉政

瓦松、朴硝等可治肛瘘 >>>>>>

◆**配方及用法** 瓦松 50 克，朴硝 30 克，黄药子 30 克。上药放入容器加水适量，然后用火煎煮近半小时，将药液倒入痰盂中（存药可再用），先用药物熏洗肛门部，待药液温热后，再倒入盛器坐浴。每次 15 分钟，每日 2 次。1 剂中药可连续使用 3 天。

【荐方人】江苏 庄柏青

脱肛

脱肛又称直肠脱垂，是指肛管、直肠、乙状结肠下端向外翻出而脱垂于肛门之外的情况，常见于老年人、小孩和多产妇女。

鳖头可治脱肛 >>>>>>

●配方及用法 鳖头 6 只，黄酒 180 毫升。将鳖头分炙，并分研细面。每日 2 次，每次 1 只，用 30 毫升黄酒冲服。

【荐方人】内蒙古 张瑞华

枣树皮、石榴皮治脱肛 >>>>>>

●配方及用法 老枣树皮、石榴皮各 6 克，明矾 4.5 克。上药为 1 剂量，煎水 300 毫升，待微温时，用脱脂棉球蘸药水洗脱出部分，每日 2 ~ 3 次。

备注 凡属脱肛者，多数在肠炎或菌痢后出现，同时患者体质瘦弱，肛提肌已告松弛，在处理上，仍需结合治疗原发病，同时注意加强营养，多方配合，以加强疗效。

【荐方人】河南 刘长明

吊肠尾方治脱肛 >>>>>>>

●配方及用法 用猪大肠肠尾约 17 厘米长一段，臭牡丹花 2 朵，将此花切细装入猪大肠肠尾，放锅里炖熟，如吃香肠那样，炖吃 1~2 剂，即根治不复发。

【荐方人】贵州 李荣芳

黄芪、防风治气虚脱肛 >>>>>>>

●配方及用法 生黄芪 125 克，防风 3 克，升麻 2.4 克，清水煎，分 2 次温服。轻者 1 剂肛即上收，重者 3 剂可愈。

【荐方人】广西 黎克忠

黄芪、党参等可治脱肛 >>>>>>>

●配方及用法 生黄芪 40 克，党参、白术、当归、枳壳各 15 克，柴胡 10 克，升麻、五味子各 8 克，甘草、乌梅各 5 克。水煎，分 2 次温服。

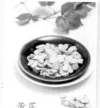

黄芪

【荐方人】湖北 潘胜福

第九章

五官科疾病

眼疾　　　眼部常见病症有红眼病、白内障、近视、夜盲症、眼前黑影症等，对视物造成障碍，影响患者日常生活。有些眼部症状若不进行及时诊治，可能会引发更严重的眼病，甚至导致失明。

猪肝夜明汤治诸眼疾 >>>>>>

● 配方及用法　猪肝 100 克，夜明砂 6 克（中药店有售）。将猪肝切成条状，锅内放入一碗水，同夜明砂以文火共煮。吃肝饮汤，日服 2 次。

● 功效　补肝养血，消积明目。用于治疗小儿出疹疹后角膜软化，贫血引起的眼朦、夜盲、视力减退。

用搓脚心法治两眼昏花 >>>>>>

● 配方及用法　凡患有两眼昏花者，不论老少都可用。每晚临睡前用手搓脚心，两脚都搓，每只脚搓 100 下。在早上要起床时还是同样进行。天天如此，不要间断，若揉搓 2 个月，效果很好。

【荐方人】河南 刘承伟

黑豆桑葚可治眼前黑影症 >>>>>>

◎配方及用法 先将桑葚熬汁，去渣，再将干净黑豆倒入桑葚汁中一起煮，火不要太大，使汁完全浸入黑豆中，最后晒干收藏备用。一天 3 次，每次用盐开水冲黑豆 100 粒。

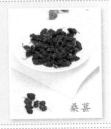

桑葚

【荐方人】河南 吴甲南

熟地、白芍等可治瞳孔散大 >>>>>>

◎配方及用法 熟地、白芍、当归、杞果、菟丝子、山萸肉、天冬、寸冬、盐黄柏、盐知母、粉丹皮、泽泻、菊花、草决明各 9 克，川芎 1.5 克，五味子 6 克，青箱子 13 克，薄荷 3 克。清水煎服，每日早、晚各服 1 次。早期治疗有特效。

备注 服药期间禁食鸡、鱼、羊肉及辛辣之物。

【荐方人】河北 张元衡

用茶水浸烟丝外治急性结膜炎 >>>>>

●**配方及用法**　茶叶、烟丝各适量。先用开水浸泡茶叶一小杯，待冷后倒出茶水，然后把烟丝放入茶水中浸渍1小时左右，倒尽茶水取出烟丝轻捏至不滴水为止。睡前用温开水清洗双眼，然后以烟丝敷眼皮，用纱布一小块覆盖，绷带固定。第二日清晨打开绷带，弃烟丝即可。轻者做1次，重者次日再做1次。用时要避免烟丝误入眼内。

【荐方人】贵州　王兆美

白蔻、藿香等可治结膜炎 >>>>>

●**配方及用法**　白蔻、藿香、黄芩、连翘、薄荷各10克，茵陈、桑叶各15克，石菖蒲、木通各6克，滑石（布包）12克。将上药先用清水浸泡20分钟，

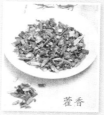

藿香

再煎煮10～15分钟，每剂煎2次，将2次药液混合约300毫升，每日3次温服，并配以蒲公英50克煎汤熏洗眼部。

【荐方人】甘肃　周斌

小米砂仁绿豆粥治老年性白内障 >>>

配方及用法 小米50克，绿豆20克，砂仁10克。将上述3味同入砂锅内煮成米粥，每日2次，早晚食用。

备注 治疗本病是长期的任务，不能在短时间内收效，故药补不如食补。小米有较高的营养价值，绿豆和砂仁既可解毒消食又能健脾和胃、益气明目，为老年人服用佳品。

【荐方人】张君

枸杞子酒治老年白内障 >>>>>>

配方及用法 将500克枸杞子平均装入3个空瓶内，再将黄酒倒入至满瓶，并将盖拧紧密封。两个月后开启服用。每日2次，晨起空腹和晚睡前要各喝一小杯，而且要连续服用，不可间断。

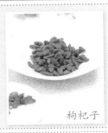

枸杞子

备注 脾胃虚弱有寒湿、泄泻者，外感热邪时都不能吃枸杞子或喝枸杞子酒。

【荐方人】宁夏 李进辉

车前子汤可治青光眼 >>>>>>

●配方及用法 车前子 60 克，加水 300 毫升，一次煎服。

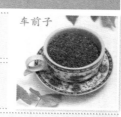

车前子

●功效 用此方治疗青光眼有良好的疗效。

【荐方人】浙江 吴彩兴

车前草的果实治疗夜盲症 >>>>>>

●配方及用法 用车前草的果实和鸡蛋煎服，一天一次，吃三四次就会有效。

备注 （1）车前子除利尿通淋、清肺祛痰、止泻外，还能清热解毒、清肝明目。（2）老年夜盲症有先天的，也有后天的，如果夜盲症的主要症状是特发性的夜盲，多数是因维生素 A 缺乏所致。对于这类夜盲症，只要补充足够的维生素 A（鱼肝油等），大致是能够恢复的。

【荐方人】江西 张明英

用公鸡冠血可治沙眼 >>>>>>

配方及用法 公鸡冠血适量。用浸过食盐水的针刺破公鸡冠，让血滴进干净的小瓶内（一次放血够两天用即可）。用小竹棍蘸血，每日 3 次点眼，每次 2 滴，点后闭目 10 分钟，连点 15 天左右，沙眼即可治好。

【荐方人】河南 侯新胜

花椒可治沙眼 >>>>>>

配方及用法 花椒皮 10 克，花椒子 5 克，清油 10 毫升。上三味用烧瓶煮沸 30 分钟，过滤 2 次，备用。每日滴眼 2 或 3 次。

功效 行癖、除湿、解毒。用于治疗沙眼。

桑叶、蒲公英治疗红眼病 >>>>>>

配方及用法 桑叶或菊花、蒲公英各 30 克，煎水当茶饮，也可冷却后用来洗眼睛。

【荐方人】华宝祥

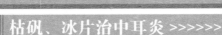

常见耳疾包括中耳炎、耳聋、耳鸣等，耳部疾患应引起患者足够的重视，否则会严重影响患者日常生活。

枯矾、冰片治中耳炎 >>>>>>>

●配方及用法　枯矾5克，冰片3克。共研极细末，装瓶备用。用时先以双氧水冲洗外耳，棉签吸干。再取本药少许，吹入耳内，每天1次，连用3次即愈。

●功效　主治急、慢性中耳炎，听力减退，有脓液外溢者。

马钱子油塞耳可治中耳炎 >>>>>>>

●配方及用法　用马钱子1粒，打碎，放入碗中，加入茶油少许，用文火炖数十沸制成马钱子油，配油30毫升。用时先将耳内脓液揩拭干净，然后用药棉蘸马钱子油塞入耳中，早晚各换药1次。

【荐方人】湖北　何武

用脓耳散治化脓性中耳炎 >>>>>>>

●配方及用法　四川黄连 10
克，冰片 5 克，枯矾 20 克，龙
骨 20 克，鱼脑石 20 枚。上药
共研细末，装瓶备用。治疗时
先将耳内脓液用双氧水洗净，
再用消毒棉签将耳道拭干净，
用纸筒（呈喇叭状）将药末装

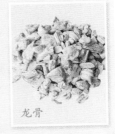

龙骨

入，由他人轻轻将药末吹入耳内，然后用消毒棉球
轻轻堵塞外耳道，以防药末脱出。每晚睡前用药 1
次，一般药末与脓液干结后可自行脱落掉出。用药
6 ~ 10 次即愈。

备注　使用该方，药物制作必须研成粉状细末，
吹入耳内要让其药末与脓汁干结后自行脱落掉出，
若药末在耳内长期不脱出，可用双氧水反复浸泡冲
出，不可用金属利器掏出，以防损伤局部黏膜引起
炎症。

【荐方人】山东 李贵海

用蜈蚣黄连治中耳炎 >>>>>>

●**配方及用法** 蜈蚣3条，黄连6克，香油50克。先将香油倒入锅内，再将蜈蚣、黄连放入香油内，用小火慢炸，待药汁已浸入油，去药渣，把冰片2克加入香油内，溶解后滴耳。

【荐方人】王兆友

蛇胆蜘蛛治中耳炎 >>>>>>

●**配方及用法** 蛇胆10克，蜘蛛10克，枯矾30克，冰片5克。前2味药用新瓦焙干研面，与后2味调匀备用。用双氧水把患耳脓液洗净，干棉球擦干，把药粉吹入患耳内，每日1次。

【荐方人】山西 魏首鹰

虎耳草治中耳炎 >>>>>>

●**配方及用法** 取虎耳草叶2～3片，用清水洗净，将叶片捣出汁，然后取其汁液滴入患耳，1次即愈。

【荐方人】江苏 苏永春

用香葱、糯米、猪膀胱治耳聋 >>>>>

●配方及用法 香葱 30 克（切碎），糯米 30 克，猪膀胱（洗净）1 个。将前 2 味药纳入猪膀胱内，煨烂食之；或用香葱 30 克，鸡蛋 1 个去壳，2 味一起搅拌蒸吃或煎吃，7 天为 1 疗程，一般 1 疗程即愈。

【荐方人】安徽 刘宏启

麻黄汤治耳鸣 >>>>>>>

●配方及用法 麻黄、桂枝、桑白皮、菖蒲各 6 克，杏仁、桔梗、郁金各 9 克，甘草 3 克。上药先泡 2 小时，煎 15 分钟，取汁约 400 毫升，分 2 次服，早晚各 1 次。

【荐方人】河北 赵景华

用公猪肉丝加菖蒲治疗耳膜穿孔 >>>

●配方及用法 公猪肉丝 120 克，菖蒲 60 克。上 2 味文火同煮，待肉熟烂后，肉、药、汤同吃。

【荐方人】河南 王发祥

熟地、淫羊藿可治老年性耳聋 >>>>>

◎配方及用法 熟地 30 克，淫羊藿 10 克，骨碎补 15 克，丹参 30 克，川芎 10 克，水蛭 4 克，黄芪 20 克，当归 10 克，泽泻 10 克，石菖蒲 10 克，磁石 30 克。其中，磁石先煎，每日 1 剂，水煎，2 次分服。

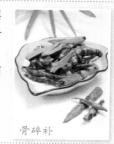

骨碎补

【荐方人】河南 刘函鹤

治飞虫入耳良方 >>>>>>

◎配方及用法 【方一】飞虫误入耳内，取大瓣蒜头，去皮榨汁擦猫鼻子（以老猫最佳），猫即屙尿。取猫尿一两滴，滴入耳内，飞虫即出。【方二】掩鼻及另一耳，闭上眼睛和嘴巴，耳对光亮处，反复运气（鼓气），虫自出。

【荐方人】钱开胜

银杏干叶治耳鸣 >>>>>>

●配方及用法　取 2 ~ 3 片银杏干叶洗净,沸水冲泡,当茶喝 1 天。

备注　需提醒的是,银杏的干叶有一定的毒性,因此冲泡时第一遍茶水不能喝。此外,银杏叶不能与其他茶叶或菊花一同泡茶饮用。

【荐方人】刘明柱

灵磁石、五味子等可治耳聋耳鸣 >>>>>

●配方及用法　灵磁石 30 克,五味子 10 克,龙胆草 6 克,生地黄 30 克,山药 12 克,山茱萸 12 克,泽泻 10 克,丹皮 10 克,茯苓 10 克,水煎服。先将灵磁石煎 15 ~ 20 分钟,然后再和其他药共煎 20 分钟,即可服用,每日 1 剂,早、晚各服 1 次。

【荐方人】贵州　李元发

鼻症

鼻部的病症包括鼻炎、鼻窦炎、鼻出血等，鼻炎是鼻腔黏膜和黏膜下组织的炎症，表现为鼻塞、流涕、打喷嚏、头痛等。鼻窦炎是鼻窦黏膜的非特异性炎症。

大蒜可治鼻炎流清涕 >>>>>>

●配方及用法 取大蒜 4 ~ 6 瓣，洗净切碎备用；将 3 厘米宽纸条卷成筒，筒壁以两层纸厚为宜。将蒜末装入筒内，以两头开口处不外漏为宜，将此蒜筒插入鼻孔，5 分钟后取出，可治流清鼻涕。

【荐方人】韩小瑞

斑蝥方治鼻炎 >>>>>>

●配方及用法 斑蝥适量。将斑蝥去足翅研细末，贮瓶备用。用时取斑蝥粉适量，以水或蜂蜜调为稠糊状。病人取仰坐或仰卧位，擦洗干净印堂穴。取 1 小块胶布，中间剪一黄豆粒大小的孔，先贴于印堂穴，后将药粉直接涂于小孔之内，外以胶布贴盖，24 小时后去掉。

【荐方人】河南 张振东

用藿香猪胆治鼻炎 >>>>>>>

●配方及用法 取藿香（最好是根部）30克，猪胆5克，分别研成粉末，然后将两者混合，放入3~4颗泡煮烂熟的红枣，共捣烂至黏稠，再搓捏成小丸后服用，每日2次。一般患者服半个月即有效。病情严重者可延长服药时间。

【荐方人】明道荣

苍耳子、炙麻黄等治鼻炎 >>>>>>>

●配方及用法 苍耳子15克、炙麻黄9克、辛夷9克、蝉衣15克、甘草9克。头痛者加白芷10克；涕多黄黏者加黄芩15克。煎2遍和匀，日3次分服。

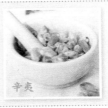
辛夷

●功效 苍耳子、蝉衣祛风通窍；炙麻黄宣肺；辛夷利九窍而通鼻塞；甘草调和诸药。本方祛风宣肺通利鼻窍为治鼻炎之良药。

备注 服药期间应避风寒及接触过敏物质，并且发作时及早服药。

黄芪、白术等可治过敏性鼻炎 >>>>>

●配方及用法　黄芪 20 克，白术 10 克，防风、辛夷花各 6 克，苍耳子 9 克，炙甘草 5 克。每天 1 剂，水煎服。

【荐方人】四川　王明怀

桃树叶可治萎缩性鼻炎 >>>>>>

●配方及用法　桃树嫩尖叶适量。将桃树嫩尖叶 1～2 片用手揉搓成棉球状，塞入患鼻（直达病处）10～20 分钟，待鼻内分泌大量清鼻涕，不能忍受时再弃药。每日 4 次，连续用药 1 周。

【荐方人】广西　沈志明

用苍耳子汤治鼻窦炎 >>>>>>

●配方及用法　苍耳子 10 克，用半碗水煎汤口服，每日 2 次。病程短的 1～2 次见效，病程长的则多服几次。

【荐方人】江苏　朱定远

用白茅根治鼻衄 >>>>>>

●**配方及用法** 挖取白茅根一大把（也可用干根），扒去根外包衣，洗净后用棒敲击一遍，使白茅根中汁液易溶于水中，加水 1.5 ~ 2 千克，煮沸 15 分钟后捞去根渣，取汤当茶饮，随时服用，服完为止。

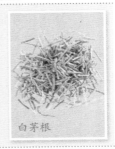

白茅根

【荐方人】周永昌

辛夷花、苍耳治慢性鼻窦炎 >>>>>>

●**配方及用法** 辛夷花 15 克，苍耳 10 克，细辛、白芷、冰片各 5 克。上药共研成细末，装瓶备用。使用时取块药棉以开水浸湿（以捏不出水为度），沾药末塞入鼻腔，两侧鼻孔轮流塞，2 个小时更换 1 次，每日用药 8 小时。连续用药 3 日后鼻塞通畅、头痛减轻、鼻涕减少，用药半个月左右可愈。

【荐方人】广西 梁登仁

鲜韭菜、青蒿治鼻出血 >>>>>>

配方及用法 鲜韭菜 100 克，青蒿 50 克，鱼腥草 100 克，混合熬水喝。

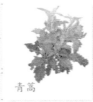

青蒿

【荐方人】甘肃 全彬华

三鲜汤治鼻出血 >>>>>>

配方及用法 鲜生地 30 克，鲜白茅根 25 克，鲜藕节 20 克，水煎 2 次后混合药液，放入生蜂蜜 3 汤匙调匀，待凉后服下。一般服用 2 剂即可治愈，效果显著。

【荐方人】李俊

高举手可治鼻出血 >>>>>>

配方及用法 左鼻孔出血举右手，右鼻孔出血举左手，两鼻孔出血举双手。举手时身体要直立，手与地面垂直，与身体平行。

【荐方人】甘肃 王忠华

喉疾

喉部疾患包括咽炎、咽喉炎、腮腺炎、扁桃体炎、失音症等。喉部疾患常引起咽部不适、发干、吞咽困难、疼痛、发热头痛等，给患者生活造成不便，应及时治疗。

用蜂蜜浓茶治咽炎 >>>>>>>

●配方及用法 取适量茶叶用开水泡成茶汁，再加适量蜂蜜搅匀。每隔半小时用此液漱喉并咽下，一般当日可以见效，2天即痊愈。

【荐方人】辽宁 倪殿龙

用黄花、龙葵治咽疾 >>>>>>

●配方及用法 一枝黄花31克，龙葵15克，土牛膝31克，以上均为鲜品全草，1剂量，若干品用其2/3量。上3药均为夏秋采取，去净泥土，鲜用或晒干切碎备用。3药混合煎服，每1剂可煎2次，温服，在口中含数十秒钟后慢慢饮下。一般1～3剂可愈，重者每天可2～3剂量，频频饮之。

【荐方人】四川 陆小龙

胖大海、玄参可治咽炎 >>>>>>

●**配方及用法** 胖大海、玄参、桔梗各 10 克，生甘草 3 克，泡水代茶饮。

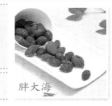

胖大海

【荐方人】安徽 石月娥

用刺猬皮炭粉治喉咙发炎 >>>>>>

●**配方及用法** 将鲜刺猬皮晒干，放在瓦片上以慢火焙烤成炭，然后碾成粉末，再将粉末吹进喉咙，每次少许，每隔 3 ~ 5 小时吹 1 次。

【荐方人】山东 林伟民

干桑木柴可治咽炎 >>>>>>

●**配方及用法** 干桑木柴 500 克，开水 500 毫升，白砂糖 50 克。将烧成的火炭（桑木）放进盆或锅内后，立即把开水浇到火炭上，并加盖闷气。待水温时去渣兑糖，一次饮完，每日 1 剂。

【荐方人】河南 林齐庆

荸荠治咽喉炎 >>>>>>

●配方及用法 荸荠 150 克打碎绞汁饮，每日 3 次。

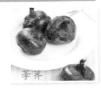

荸荠

【荐方人】秦为民

昆布、海藻等治腮腺炎 >>>>>>

●配方及用法 昆布 15 ~ 30 克，海藻 15 ~ 30 克，夏枯草 15 ~ 30 克，板蓝根 6 ~ 15 克，煎服，一日 3 次。患者可根据年龄调配剂量，幼儿用少量，5 ~ 10 岁用中量，成人用足量。

【荐方人】杨永

仙人掌治腮腺炎 >>>>>>

●配方及用法 仙人掌（植株越老掌瓣越厚大越好），去刺削皮，切成 1 ~ 2 厘米宽、4 ~ 5 厘米长的薄片，贴在患处，一天三四次，两三天即消肿痊愈。

【荐方人】段陆明

莲藕榨汁治咽喉炎 >>>>>>

●配方及用法 鲜莲藕榨汁 100 克，蜂蜜 20 克，二者调匀食用，早晚各一次，连服 3 天可愈。

【荐方人】廖海琼

仙人掌、芦荟治腮腺炎 >>>>>>

●配方及用法 将鲜仙人掌、芦荟捣烂，取其汁液外敷，兼服板蓝根冲剂，或兼用板蓝根 30 至 40 克煎服，三至五日可消肿痊愈。

【荐方人】刘晓

用喉症丸治扁桃体炎 >>>>>>

●配方及用法 喉症丸 20 ~ 30 粒，压碎，研成面，放入容器中，用米醋浸泡，大约 5 分钟，搅匀倒在纱布上，敷于两侧扁桃体。

备注 此方对于感冒引起的咽喉肿痛、扁桃体炎疗效甚佳。

【荐方人】黑龙江 康洪

艾叶尖、棉油治突然失音 >>>>>>

●配方及用法 艾叶尖7个，棉油60克，鸡蛋2个（去壳，打碎）。先将棉油煎滚，炸艾叶至焦黑色，把艾叶捞出，再将鸡蛋打碎，搅均匀后，放在油内炸至黄焦色，趁热食之。

【荐方人】湖南 王文安

青蒿代茶饮治失音 >>>>>>

●配方及用法 青蒿干品60克（鲜者120克），加清水1000毫升，武火急煎，或用开水泡代茶饮，每天1剂，分2～3次服。

【荐方人】四川 崔明标

吃甘蔗治失音症 >>>>>>

●配方及用法 甘蔗60克，麦冬9克，胖大海6克。将上药加水适量，稍煎取汁，不拘时，徐徐缓饮。

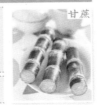
甘蔗

【荐方人】辽宁 何美贤

二根汤治急性扁桃体炎 >>>>>>

●配方及用法 板蓝根 20 克，山
豆根 15 克，土茯苓 20 克，射干
12 克，银花 12 克，蒲公英 10 克，
黄芩 10 克，防风 10 克，甘草 4 克，
每日 1 剂，水煎，分 2 次内服。

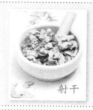
射干

【荐方人】四川 赵江海

服鸡心粉治声音嘶哑 >>>>>>

●配方及用法 鸡心 7 个。焙黄研成细末，分成 7
包，第一次服 1 包，以后 2 次各服 3 包，黄酒送
服，每日 1 剂。一般 1 ~ 2 剂即愈。

【荐方人】李子云

青蒿胖大海治哑嗓 >>>>>>

●配方及用法 青蒿 60 克，胖大海 3 枚，加水
300 毫升煎服，每日 1 剂。

【荐方人】福建 陈桂凤

牙痛

牙痛是多种口腔疾病常见的症状之一，其中龋齿是牙痛的主要病因，其他还有牙龈炎、牙龈脓肿、牙外伤等牙周病变也可引起牙痛。

石地丹黄汤治牙痛 >>>>>>>

● 配方及用法 生石膏 30 克，鲜生地 12 克，丹皮 10 克，川黄连 9 克。每天 1 剂，痊愈为止。

● 功效 消炎、去痛。

用花椒粒止牙痛 >>>>>>>

● 配方及用法 用干花椒 1～2 粒，去子放在患处（如手放不方便，可用舌尖舔到患处）。花椒放在患处约 1 刻钟，即发挥效用，感觉患处及患处附近肌肉有麻木感，此时疼痛即减轻，随着药效继续发挥，疼痛即可停止。

备注 花椒入嘴后产生的唾液，可以吐出也可咽下，对人体均无妨碍。

【荐方人】安徽 连方

胡椒、绿豆治牙痛 >>>>>>

●配方及用法 胡椒、绿豆各 10
粒。将胡椒、绿豆用布包扎，砸
碎，以纱布包作一小球，痛牙咬
定，涎水吐出。

●功效 清热，止痛。用于治疗因
炎症和龋齿所引起的牙痛。

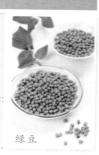

绿豆

姜矾粉止牙痛 >>>>>>

●配方及用法 老姜、枯矾等份。老姜用瓦焙干，
研末，枯矾研细，与姜末调匀。涂搽病牙。

●功效 止牙齿疼痛。

用薄荷、肉桂等治牙痛 >>>>>>

●配方及用法 薄荷、肉桂、细辛、良姜各 10 克。
上药 10 克为 3 剂药量，把 10 克各分成 3 份（即
每剂为 3.333 克），水煎早晚分服。

【荐方人】河南 王传华

韭菜根、花椒止龋齿痛 >>>>>>

● **配方及用法** 韭菜根 10 根，花椒 20 粒，香油少许。洗净，共捣如泥状，敷病牙侧面颊上。

● **功效** 止痛。

荆芥、黄芩等可治牙痛 >>>>>>

● **配方及用法** 荆芥 15 克，黄芩 6 克，防风、升麻、连翘、生地、栀子、大黄、甘草各 9 克，竹叶为引，水煎服。

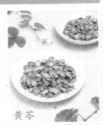

黄芩

【荐方人】河南　张晓阳、谢怀盈

用生石膏当归治牙痛 >>>>>>

● **配方及用法** 生石膏 15 ~ 30 克，当归 15 克，升麻 5 克，黄连 5 克，生地 15 克，丝瓜 15 克，丹皮 5 克，牛蒡子 10 克，煎服，每日 3 次。可治牙齿剧烈疼痛。

【荐方人】云南　杨家仁

用苦参治龋齿疼痛 >>>>>>

●**配方及用法** 龋齿疼痛时，患者每日可用苦参15～20克（鲜者用量可略大），放入有盖瓷杯或保温杯中，用滚开水冲泡，不烫口时便可含漱。含漱时间尽量长一点，含漱次数不限。一般一日药加开水3～4次。含漱后疼痛减轻，有的一漱就见效。如果能坚持含漱3～5天，效果更佳。

备注 苦参味苦、性寒，有清热解毒、去湿、杀虫等功效。含漱后口中有苦味，可用温开水漱口，但要注意短时间内不宜吃甜食，以免影响疗效。此药在药店、医院都可买到，价廉，不需煎煮，无副作用。

【荐方人】曹河山

口服苍耳鸡蛋治龋齿牙痛 >>>>>>

●**配方及用法** 苍耳9克，鸡蛋2个。将苍耳炒黄去外壳，子仁研成糊，再与鸡蛋同煎（不用油和盐），待煎熟后1次口服。一般1次即愈。

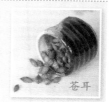

苍耳

【荐方人】四川 叶德敏

牛角汤治齿衄 >>>>>>

●配方及用法　水牛角(锉粉)、石斛各10克，生地、熟地、仙鹤草各30克，白茅根50克，白芍15克。每天1剂，水煎至600毫升左右，分3次服完。10剂为1疗程，一般2～3个疗程即可收良效。

【荐方人】山西　杨建政

生地、熟地等可治牙痛 >>>>>>

●配方及用法　生地、熟地各30克，当归20克，川芎12克，白芷、菊花各10克，升麻3克，细辛5克，甘草6克，煎服。

升麻

【荐方人】河南　孙建成

黄芪、甘草治气虚牙痛 >>>>>>

●配方及用法　黄芪100克，甘草50克。水煎服。

【荐方人】河北　袁增喜

口疮

口疮又称口腔溃疡，其特点是口舌浅表溃烂，形如黄豆，多见于唇、舌、颊粘膜、齿龈等，有明显的痛感。

珍珠、儿茶治口疮 >>>>>>

●配方及用法 儿茶 2.5 克，珍珠 6 个，硼砂、寒水石、神砂、冰片、麝香各 1 克。上药共研为细末，密封备用。用时涂擦疮面。

【荐方人】陕西 王成德

用吴茱萸治口疮 >>>>>>

●配方及用法 取适量（小儿量 6 ~ 9 克，成人量 12 ~ 15 克）吴茱萸，研为细末，以少量食醋煮开 2 ~ 3 分钟，凉后用醋将吴茱萸调成泥状，晚寝前贴到两只脚心上，用绷带缠起来。次日可揭下，轻者 1 剂即愈。

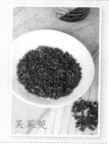

吴茱萸

【荐方人】河北 李宏发

用灯芯草粉涂治口腔溃疡 >>>>>>

●配方及用法 将灯芯草干品 15 克放入生铁小平锅中，在火上烧，直至锅内药物黄焦或黑末燃着为止，然后取出研末，涂抹于患处，每日 2 次。

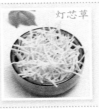

灯芯草

【荐方人】四川 喻学瀚

喝核桃壳汤治口腔溃疡 >>>>>>

●配方及用法 每天取核桃壳 10 个左右，用水煎汤口服，每日 3 次，连续服用。

【荐方人】河南 侯振荣

用酒精治疗口腔溃疡 >>>>>>

●配方及用法 用棉签点上 95% 酒精，轻压口腔溃疡点，并轻轻转动棉签除去溃疡面上的腐败组织。每天 2 ~ 3 次，每次时间 20 ~ 30 秒，不服任何药物。

【荐方人】河南 曾广志

樱桃治鹅口疮 >>>>>>

●配方及用法 将熟透的樱桃去核，榨取原汁 3 ~ 5 毫升，置于杯内隔水炖烂。待凉后分 1 ~ 2 次灌服，每日 1 ~ 2 剂，连服 3 ~ 5 天。

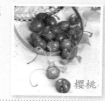
樱桃

●功效 樱桃可以治疗烧、烫伤，有收敛止痛，防止口疮及伤处起疱化脓的功能。

【荐方人】曾媛媛

用蜂蜜治口腔溃疡 >>>>>>

●配方及用法 晚饭后，先用温开水漱净口腔，再用一勺蜂蜜（最好是原汁蜂蜜）涂敷在口腔中的溃疡面处，待 1 ~ 2 分钟后吞下，重复 2 ~ 3 次。用此方法治疗后，第二天疼痛感减轻，连续使用 2 ~ 3 天，口腔溃疡即可痊愈。

【荐方人】黑龙江 李再国

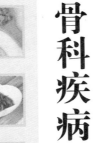

第十章 骨科疾病

风湿性关节炎是一种常见的急性或慢性结缔组织炎症，典型表现是轻度或中度发热，游走性多关节炎，受累关节多为膝、踝、肩、肘腕等大关节，常见由一个关节转移至另一个关节。

鼠尾猪蹄汤除风湿 >>>>>>

配方及用法 鼠尾（中草药）50克，猪蹄1只，盐少许。将猪蹄劈开切块，加水与鼠尾共炖，食盐调味。吃猪蹄饮汤。

功效 祛风湿，舒筋络。治风湿性关节痛、腰脊劳损、跌打扭伤等。

【荐方人】甘肃　周斌

用青蛙酒治风湿病 >>>>>>

配方及用法 土茯苓250克，青皮青蛙1只（活的）作药引子。用白酒将青蛙浸泡死，再加入土茯苓浸泡1周后服用，1天3次。用量视患者酒量而定。

【荐方人】四川　张昌若

红花、防己等治风湿性关节炎 >>>>>

配方及用法 红花、防己、川芎、甘草、牛膝各 18 克，草乌、川乌、当归、木瓜、五加皮各 30 克。用黄酒或白酒 1000 ~ 1500 毫升，和药共同放入罐内，封好口深埋地下，8 天后取出过滤。药渣用水煎服 2 次。药酒每日服 2 次，一次 1 ~ 2 酒盅。一般 1 剂药即可治愈。

红花

【荐方人】河南 褚光思

桂枝、白芍治风湿病 >>>>>>

配方及用法 桂枝 15 克，白芍 15 克，甘草 3 克，知母 12 克，附片 9 克，麻黄 6 克，防风 15 克，生姜 3 片。上药冷水浸泡半小时，熬开后文火煎煮 10 分钟。日服 3 次，饭前服 200 毫升，每日 1 剂，10 剂为 1 疗程。

功效 主治风湿引起的多种病症。

备注 服药期间忌食笋子、醪糟，尽量少在水中作业。

【荐方人】四川 郭桂明

祛风灵治风湿性关节炎 >>>>>>

配方及用法 制首乌 15 克，制草乌 6 克，追地风 12 克，千年健 12 克，制马钱子 3 克。准备好白酒 500 毫升，将上药同时浸泡于白酒内，密封 48 小时，然后过滤。每次口服 5 ~ 10 毫升，每日 3 次。

备注 祛风灵具有补益精血、增强身体抗寒能力，强筋健骨，通经活络，祛风止痛之神效。

【荐方人】陕西 张开义

穿山甲、川牛膝等可治关节炎 >>>>>

配方及用法 穿山甲、川牛膝、清风藤、海风藤、茵芹子、追地风各 15 克。上药用 1500 毫升白酒浸泡密闭 1 周，然后每天早、晚各服 1 次，每次 300 毫升。连服 3 剂即愈，4 剂根除。

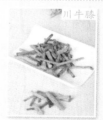
川牛膝

备注 各味药缺一不可，勿用相近药代替，否则无效。

【荐方人】山东 王军峰

用当归、赤芍等治风湿性关节炎 >>>

配方及用法 当归、赤芍、秦艽、五加皮、荆芥、防风、木瓜、牛膝、苍术、茯苓、威灵仙各9克，红花6克，防己、桑寄生各12克，丝瓜络15克，黄酒100毫升，红糖50克。以上诸药盛砂罐内加水浸泡后，置有水的锅内蒸煎2次，然后滤出药液放入黄酒、红糖。早、晚2次分服。服药后微汗。

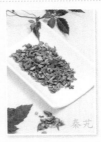

秦艽

【荐方人】河南 王桂英

当归、台参等可治风湿骨痛 >>>>>>

配方及用法 当归15.5克，台参31克，防风、川芎、桂尖、秦艽、炙甘草各15克，焦白术、牛膝、苍术各18克，寄生、白芍、木瓜、茯苓、钩藤、元肉、红枣各31克，熟地62克，三花酒泡1个月。每日早、晚服用，每次30～60克。

【荐方人】广西 易新

天麻、牛膝等可治风湿关节炎 >>>>>

配方及用法 天麻 40 克，牛膝、制川乌、制草乌、乌梅、甘草各 20 克。将上述药物放大碗中，用白酒 500 毫升浸泡，7 天后，每天服用一杯（不超过 50 毫升），连服 10 天即愈。停药 3 天之后再服 1 剂，以巩固疗效。

备注 方中川乌、草乌均有大毒，必须用炮制过的熟品。

两面针煮鸡蛋祛风止痛 >>>>>>

配方及用法 两面针（入地金牛）10 克，鸡蛋 1 个。将两面针与鸡蛋同煮，蛋熟去皮再煮片刻。饮汤食鸡蛋。

功效 定痛。用于治疗风湿骨痛、胃痛、牙痛以及挫伤疼痛等。

备注 虽然两面针有较好的止痛作用，但过量可致头晕、眼花、呕吐。

用川芎、全虫等治风湿关节肿痛 >>>

配方及用法 川芎、全虫、牛膝各 6 克，木瓜、苍术各 12 克，乳香、草乌各 4 克，防风 7 克，威灵仙 7 克。将上述中药配好，粉碎成粉末，用 100 ~ 150 目筛过细，装成 3 克一小包即可。每次服用一包，每天服用 2 ~ 3 次。

【荐方人】湖南 杨晚生

用生黄芪、川牛膝煎治风湿性关节炎

配方及用法 生黄芪 24 克，川牛膝 90 克，远志 90 克，石斛 12 克，二花 30 克。前四药用 500 毫升水煎至 300 毫升，再入二花煎至 150 毫升，顿服，每日 1 剂。

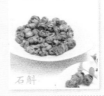

石斛

【荐方人】张会贤

腰腿痛

腰腿痛是以腰部和腿部疼痛为主要症状的伤科病症，主要是由椎间盘突出、骨质增生、骨质疏松、腰肌劳损、风湿类风湿性关节炎等炎症、肿瘤、先天发育异常等诱发。腰腿痛以腰部和腿部疼痛为主要症状，轻者表现为腰痛，重者除腰痛之外，还向腿部放射疼痛，并且腰肌痉挛，出现侧弯。

谷子秆烧灰治腰腿痛 >>>>>>

配方及用法 谷子秆（茎）。用谷秆烧灰熏烤，并以热灰敷于患处，每晚 1 次，8 次见效。

功效 祛寒湿，舒筋骨。治寒湿性腰腿痛、肩背痛、关节痛。

吃猪腰杜仲可治腰痛病 >>>>>>

配方及用法 猪腰 2 个，杜仲 30 克。将杜仲放锅里炒断丝（断开无丝为止），再将猪腰剖开洗净，共入砂锅中，加水炖熟。吃猪腰，饮汤。

【荐方人】河南 郭大儒、祁玉梅

马钱子、血竭花治风寒麻木腰腿痛 >

配方及用法 马钱子 30 克去皮，血竭花（血竭花是血竭的上品，即麒麟竭之别称）120 克。马钱子用香油炸至焦黄色（也别过火，以捞出来仁不带油、色焦黄为度，挂油未熟吃了有危险，过火就失效了），捞出来同血竭共研为细面。分 60 次用水送服，每日早晚各 1 次，服一料或半料即愈。

备注 服药后如有头晕感觉，必须减量。

防己、核桃仁治腰腿痛 >>>>>>

配方及用法 防己、核桃仁、老桑枝各 18 克，薏苡仁 30 克，茴芹子 20 克，黄皮 25 克。上药加水三碗半，煎至半碗服用。每日 1 剂，不可中断，6 ~ 8 剂见效，10 ~ 12 剂根除。

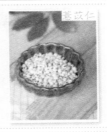

薏苡仁

备注 各味方药缺一不可，勿用相近药代替，否则无效。

【荐方人】山东 王军峰

吃生栗子可治肾亏腰腿无力症 >>>>>

配方及用法 将生栗子去壳皮，每日早、晚各吃4～5个，细嚼慢咽。另用猪肾30克，粳米70克，熬粥调服。

备注 栗子味甘咸，性温，《常见药用食物》载其功效为"益气、厚肠胃，生用嚼食，治腰脚不遂"。《本草纲目》中记载，有个叫周武的人患腰腿无力症，不能行走，百药无效。有一天好朋友们用车载其到树林中去游玩，众人将他

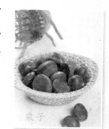

栗子

放在栗树下，他看见栗子正熟，个个饱满，随即产生了食栗的念头。朋友们为他采摘了许多，他越吃越觉得味道甜美，一连吃了约1千克多。吃后不久，奇迹出现了，他突然从车上走下来，行走自如，疾病全除。这个故事虽然有些夸张，但栗子补肾益气、强壮腰腿的功效是肯定的。

【荐方人】吉林 韩曼娜

肩周炎

肩周炎是以肩关节疼痛和活动不便为主要症状的常见病症，发病年龄大多40岁以上，女性发病率略高于男性，且多见于体力劳动者。肩周炎在祖国医学中称之为"漏肩风"、"冻结肩"、"五十肩"等，是以肩关节疼痛为主，先呈阵发性酸痛，继之发生运动障碍的一种常见病、多发病。

治肩周炎妙方 >>>>>>

配方及用法 【方一】桑枝 50 克，切碎，以水 3 碗煎至 1 碗，温服，每天一次，连服 4 日。【方二】老生姜 50 克、葱白 3 克、白酒 15 克，共捣烂，炒热敷痛处，冷后加热再敷，每天数次，连用三四日。【方三】威灵仙 12 克、汉防己 9 克，水煎服，每天一次，连服 3 日。【方四】追地风 10 克，用白酒 60 克浸 1 周，每天饮一小杯，可连服一两周。

备注 肩周炎患者平时应加强肩关节的功能锻炼，避免重体力劳动。忌食过酸过咸等食物，多吃易消化富有营养的食品。

黄芪、桂枝等治肩周炎 >>>>>>

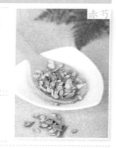
赤芍

配方及用法 黄芪 30 克，桂枝、赤芍、羌活、姜黄各 6 克，桑寄生 9 克，地龙 10 克，当归 6 克。水煎服，每日 1 剂。

功效 益气补血，温经和营，祛风利湿，活血通络。

备注 在治疗过程中，配合肩锅、曲池、外关、合谷穴针刺治疗，效果甚佳。

五角星根可治肩周炎 >>>>>>

配方及用法 五角星根 40 克，倒崖根 20 克，韶叶细辛、桂皮、川芎、茜草、指甲花各 15 克。这 7 味药无毒。五角星根、倒崖根可到山上采挖，指甲花又名凤仙花（其子又名急性子，但子不能代替）。这 7 味药用 50 度以上白酒浸泡 1 周后，每日服 3 次，每次 50 毫升。服药时倒一点药酒加热后擦患处至发热。最多 2 剂即可根除病痛。该药方还可治风湿性关节炎。

【荐方人】湖南　汪家荣

故纸、防风治肩周炎 >>>>>>

◎配方及用法 故纸、防风、防己、炮姜、乳香、没药、秦艽、杜仲、元胡、独活、茯苓、桃仁、红花各 15 克，川断、当归、地龙各 20 克，鸡血藤、苡仁各 30 克，肉桂枝、细辛各 10 克，木瓜 25 克。上药粉碎成极细面，每次 6 克，温开水送下。每日 3 次，20 天为 1 疗程。类风湿加蜈蚣 15 克，全蝎 10 克，炙川乌 10 克。

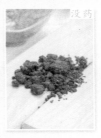
没药

【荐方人】辽宁 白宝成

以细辛生姜酒敷患部治肩周炎 >>>>>

◎配方及用法 细辛 80 克，老生姜 300 克，60 度高粱白酒 100 毫升。细辛研末，生姜洗净，混合捣成泥蓉状，铁锅内炒热，入白酒调匀，再微炒。将药铺于纱布上，热敷肩周疼痛部位，每晚 1 次。敷药时避免受凉感寒。

【荐方人】云南 曾金铭

跌打损伤

跌打损伤包括刺伤、擦伤、运动损伤等，伤处多有疼痛、肿胀、出血或骨折、脱臼等，也包括一些内脏损伤。在此主要以软组织损伤为主。

羌活、桂枝治软组织损伤 >>>>>>

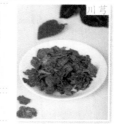
川芎

配方及用法 羌活、桂枝、荆芥、防风、川芎、炒赤芍、苏木、当归、积壳、泽兰、葱头。水煎服，加白酒 60 毫升兑入。

功效 治跌打损伤。

红花、赤芍治软组织损伤 >>>>>>

配方及用法 红花、赤芍、白芷、栀子、桃仁、乳香、没药各15克，大黄30克。上药共研细末，用酒调匀成糊状，备用。外敷患处。为防止药物脱落，减少蒸发，外用塑料纸包扎，如干燥后，可取下再加酒调敷，连续敷用 3 ~ 4 天后去除。若尚未治愈，可用第 2 剂重新调敷。

功效 活血化瘀，消肿止痛。

用泽兰、苏木治软组织挫伤 >>>>>>

配方及用法 泽兰 8 克，苏木 10 克，丹参 30 克，川楝子 12 克，枳壳 10 克，黄芩 12 克，虎杖 18 克，五指毛桃 30 克。将上述药水煎，每日 1 剂，饭前服，每日 2 次，连服 5 ～ 10 剂；病久者需服 20 ～ 25 剂。

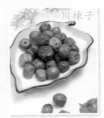

川楝子

【荐方人】福建 戴义龙

用麸醋热敷解痛方治跌打损伤 >>>>>

配方及用法 麸皮 1000 克，米醋 300 毫升（或酌情定量）。将米醋均匀拌入麸皮内，分 2 次放锅内炒热，用布包扎后，于患处局部热敷，两包交替使用，每次热敷 1 小时左右，每日 1 ～ 2 次。

备注 使用中要注意烫伤，始用热度较高，可酌情隔垫软布。用后若醋量不足，可适当加入后再炒用。

【荐方人】山东 宋会都

栀子仁、白芷治软组织损伤 >>>>>>

配方及用法　生栀子仁 90 克，白芷 30 克，生南星、生半夏、生川乌、生草乌、细辛、土鳖虫、制乳香、制没药、药花、当归尾各 9 克。上药烘干后研为细末，用饴糖、酒或醋（开水亦可）调匀后置瓷钵中备用。用时将药摊在塑料纸上，外敷患处，并以胶布固定。每日换药 1 次，3 次为 1 疗程。

功效　消肿止痛。

生栀子、石膏治软组织损伤 >>>>>>

配方及用法　生栀子 10 克，生石膏 30 克，桃仁 9 克，红花 12 克，土鳖虫 6 克。将上药焙干，共研为细末，装入瓶内备用。用时，取药末用 75% 酒精浸湿 1 小时后，再加入蓖麻油适量，调成糊状。依患部范围大小，取药摊适量厚度于纱布上，直接贴敷患处，用绷带包扎固定，隔日换药 1 次。

【荐方人】陕西　姜旭峰

绿豆、鱼腥草治软组织损伤 >>>>>>

配方及用法 绿豆 50 克，鱼腥草 30 克，生大黄 10 克，泽兰 10 克，生草乌 4 克，冰片 2 克，生栀子 15 克，桃仁 10 克，红花 10 克。上药晒干分别研细末，过筛备用。按损伤部位大小取药粉适量，混匀，加蜂糖及适量面粉调成糊状，敷于患处，然后用纱布绷带包扎。每日换药 1 次，3 天为 1 疗程。

备注 局部伤口较深及缝合者、皮肤过敏、湿疹、伤部近面目部、伤口近二阴部禁用。

【荐方人】广东 庞仲常

桃仁、双乌治软组织损伤 >>>>>>

配方及用法 桃仁、生川乌、生草乌、玄胡各 500 克，栀子、地龙、乳香、没药各 250 克。上药研末，用陈醋、医用凡士林调成糊状，外敷患处，2 天后再换敷，痊愈为止。

备注 使用该散外敷，对局部皮肤有刺激性，少数患者敷药后如有皮肤发痒则应停止用药。

【荐方人】湖北 蔡和益

茜草根、大黄、土鳖虫治软组织损伤

配方及用法 茜草根、生大黄、土鳖虫各等量。将上药研末，用凡士林调成糊状，外用敷料和纱布固定。每日换药 1 次。

【荐方人】湖南 张晓姗

生栀子、生韭菜治软组织损伤 >>>>>

配方及用法 生栀子、生韭菜各等量。将上药捣烂后，用鸡蛋清调匀，呈糊状，均匀地敷于患处，将红肿面盖全，厚度约 2 ~ 4 毫米，外用纱布固定。每日换药 1 次。

功效 对闭合性软组织损伤或小腿挫伤，踝关节扭伤肿痛病症疗效极佳。

跌打丸治刀伤感染 >>>>>>

配方及用法 跌打丸 1 个。将跌打丸压成饼状，贴敷患处，外用纱布包扎。

【荐方人】云南 王鹏飞

用透骨草等可治跌打损伤 >>>>>>

配方及用法 透骨草 30 克，刘寄奴 30 克，鸡血藤 25 克，桑枝 15 克，桂枝 15 克。将这 5 味药同放在一个容器里，加水适量放在炉上烧开，然后闭火。把患处放在烧开的药液上用蒸气熏，直到药水不太热。然后用药水洗患处，洗到药水凉了为止。下次继续用此种方法。每天 3 次，每剂药用 1 天，一般 2 ~ 3 天就能治愈。

【荐方人】江苏 夏晓川

三七、大黄可治尾骨跌伤 >>>>>>

配方及用法 三七、大黄、丹皮、枳壳、大蓟、小蓟各 15 克，当归、白芍、生地各 25 克，红花 5 克，桃仁 14 枚，用水酒各半煎服；再另取 6 克水蛭切碎，以烈火炒至焦黑，研末，放入上药中口服。最多 3 剂，不再疼痛。

备注 水蛭必须炒黑，万不可半生，否则对人体有害。

用栀子、大黄等治跌打损伤 >>>>>

配方及用法 栀子、大黄各 30 克，冰片 150 克，芒硝 60 克，上药共为细末，备用。用时将上述药末用 75 % 酒精或醋或鸡蛋清调成糊状，贴敷患处，外用塑料袋覆盖，包扎固定，干后揭下。如肿胀未完全消退，还可继续敷用。

备注 有伤口、流血者忌用。妊娠期忌用。

【荐方人】河北 张殿明

用赤小豆治外伤血肿 >>>>>>

配方及用法 赤小豆适量。将赤小豆研成细末，用凉开水或凉茶水调成糊状敷在患处，其上隔一层塑料胶纸（以防止其中水分蒸发，结成干块），再在胶纸上敷上纱布包好。每日或隔日换药 1 次。

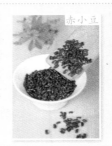
赤小豆

【荐方人】湖北 彭常金

扭伤

扭伤是指四肢关节或躯体部的软组织（如肌肉、肌腱、韧带、血管等）损伤，而无骨折、脱白、皮肉破损等情况。临床主要表现为损伤部位疼痛肿胀和关节活动受限，多发于腰、踝、膝、肩、腕、肘、髋等部位。多由剧烈运动或负重持重时姿势不当，或不慎跌仆、牵拉和过度扭转等原因，引起某一部位的皮肉筋脉受损，以致经络不通，经气运行受阻，瘀血壅滞局部而成。

半夏末可治颈部扭伤 >>>>>>>

配方及用法 取生半夏 100 克碾极细末，收入小口瓷瓶中，黄蜡封口。如遇皮肤青肿、痛不可忍者，急取药粉冲清水调成糊状敷之，一夜见效，再敷 1 次痊愈。

【荐方人】广东 黄世蕃

栀子粉拌酒精外敷治扭挫伤 >>>>>>>

配方及用法 栀子粉适量，拌酒精外敷，包扎固定患部。

【荐方人】山东 韩学忠

蜈蚣、牛膝等治急性腰扭伤 >>>>>>

配方及用法 蜈蚣1条，牛膝12克，露蜂房10克，猪骨250克，川芎10克，田三七6克（冲），黄芪25克，桑枝10克，桂枝5克，地龙10克。每日1剂，水煎服，连服3～5剂。

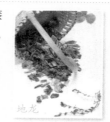

地龙

【荐方人】福建　兰友明、兰义明

用韭菜三七泥敷治足踝扭伤肿痛 >>>

配方及用法 新鲜韭菜20克捣成泥状，取三七片5片研粉，拌入韭菜泥中。先将伤处用冷水洗净，再用韭菜三七泥敷患处，外加塑料薄膜包好，一次敷10小时，以睡前敷为好。一般敷3～4次即愈。

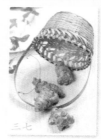

三七

【荐方人】湖南　王文安

颈椎病是指颈椎间盘退行性变、颈椎肥厚增生以及颈部损伤等引起颈椎骨质增生，或椎间盘脱出、韧带增厚，刺激或压迫颈脊髓、颈部神经、血管而产生一系列症状的临床综合征，表现为颈肩痛、上肢麻木、头晕头痛、肌肉萎缩，甚至四肢麻痹，大小便障碍，出现瘫痪。

用乌梢蛇、全蝎治颈椎病 >>>>>>

配方及用法 乌梢蛇 10 克，全蝎 10 克。将上述药物焙干研末等分成 8 包，首日上、下午各服 1 包。继之每日上午服 1 包，7 日为 1 疗程，2 个疗程间隔 3 ~ 5 天。一般 12 个疗程可获效。

【荐方人】湖南 刘艳

用黄豆枕头治颈椎病 >>>>>>

配方及用法 将 2500 克左右的黄豆晒干拣净后，装进一个用布缝好的口袋里，把口袋当枕头用。

【荐方人】河南 白保国

全当归、细辛等治颈椎病 >>>>>>

配方及用法 全当归、三七、红花各等量。将上药共研为极细末，过 120 目筛后，装瓶备用。用时，每次服 3 克，用黄酒或温开水送服。本方也可做成胶囊吞服，每粒重 0.5 克，每服 4 ~ 5 粒。每日 3 次。10 天为 1 个疗程。

【荐方人】贵州　刘朝宏

葛根、丹参等治颈椎病 >>>>>>

配方及用法 葛根、丹参、白芍、威灵仙、防风各 50 克，川芎、乳香、没药、川椒、五加皮、桂枝、桑枝、荆芥、生甘草各 20 克，细辛 3 克，全蝎、蜈蚣各 10 克。将上药研为极细末，装入瓶内备用，每次服 3 克，黄酒或温开水送服。每日 3 次。

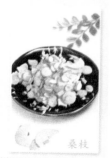

桑枝

【荐方人】河北　贾春生

骨质增生

骨质增生症是由于构成关节的软骨、椎间盘、韧带等软组织变性、退化，关节边缘形成骨刺，滑膜肥厚等变化，而出现骨破坏，引起继发性的骨质增生，导致关节变形，当受到异常载荷时，引起关节疼痛，活动受限等症状的一种疾病。中医认为本病与外伤、劳损、瘀血阻络、感受风寒湿邪、痰湿内阻、肝肾亏虚等有关。

壁虎、辰砂治骨质增生 >>>>>>

●配方及用法　壁虎6个，辰砂（朱砂）4克。用镊子把活壁虎口张开，每个喂一些辰砂，放入瓶内，不久将食用辰砂死去的壁虎焙干，研末即成。用时取适量药粉，用醋调成糊状，敷于增生疼痛处，外用麝香膏固定，隔日换药。敷后疼痛立即减轻。2日为一疗程，隔3～5日可继续下一疗程，直至疼痛消失为止。

●功效　祛风定惊、消痕散结。用于治疗常发于颈、背、腰及足跟等处缠绵难愈的骨质增生症，症见局部疼痛麻木、活动受限等。

川芎末醋调外敷治骨质增生症 >>>>>>

配方及用法 川芎末 6 ~ 9 克, 山西老陈醋适量, 药用凡士林少许。将药末加老陈醋调成浓稠糊状, 然后混入少许药用凡士林调匀。随即将配好的药膏涂抹在患者增生部位, 涂好后盖上 1 层塑料纸再贴上纱布, 用宽胶布将纱布四周固封。2 天换药 1 次, 10 次为 1 疗程。

【荐方人】北京 王金海

白花蛇、威灵仙治骨质增生 >>>>>>

配方及用法 白花蛇(学名银环蛇)4 条, 威灵仙 72 克, 当归、土鳖虫、血竭、透骨草、防风各 36 克。共碾细末, 过筛。每次服 3 克, 每天服 2 次, 开水送服。以上为一个月药量, 服完即症状消失。

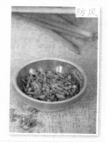

防风

功效 治疗骨质增生症。

盐炒茴香热熨法治骨质增生 >>>>>>

配方及用法 取小茴香 50 克，食盐 500 克（细盐为好）放入锅内炒热，装入布袋，外用毛巾包裹后置于骨质增生部位。每日 1 次，每次半小时，30 天为 1 疗程。用药 3 ～ 5 天见效，1 疗程后痛止。

【荐方人】宋珍

仙灵脾、鹿衔草等治骨质增生症 >>>

配方及用法 仙灵脾、鹿衔草、鸡血藤各 30 克，骨碎补、木瓜各 15 克，桂枝、细辛各 5 克，熟地、当归、鳖甲、龟板、甘草各 10 克。每日 1 剂，水煎 2 次，分服。发于颈椎者加葛根 10 克，发于腰椎者加附片 5 克，发于膝者加怀牛膝 10 克。

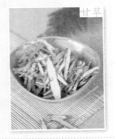

【荐方人】孙凤兰

骨折

骨折是由于遭受外力的伤害，使骨骼的完整性或连续性遭到破坏。一旦发生骨折，骨折部位会产生疼痛、肿胀、瘀斑和功能障碍等。

当归尾、桃仁治骨折 >>>>>>

配方及用法 当归尾、桃仁、红花、苏木、炮穿山甲各 15 克，瓜蒌、生地黄、自然铜、杜仲、骨碎补、枳实、乳香、没药、生甘草各 10 克。将上药水煎 3 次后合并药液，分 2～3 次温服。每日 1 剂。1 个月为 1 个疗程。

【荐方人】江苏 沈宝元

旋覆花白糖治骨折 >>>>>>

配方及用法 旋覆花 15 克，白糖 31 克（按伤部大小加减）。将旋覆花为末，和白糖放入锅内，加适量水熬成浓膏，涂于筋断处，10 日后解开，视筋断处两头各生一小疙瘩，再敷 20 日即完好如初。

【荐方人】湖北 张松岩

当归、续断、五加皮等治骨折 >>>>>>

配方及用法 当归、续断、五加皮、菟丝子、刘寄奴各 60 克，熟地 120 克，川芎、白芍、杜仲、桂枝、三七粉、木瓜、党参、补骨脂各 30 克，黄芪（炙）15 克，骨碎补、地鳖虫各 90 克。上药共研细末，用糖水调制成水丸晾干。每次服 12 克，每日服 2 ~ 3 次，黄酒送服。

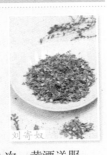

刘寄奴

【荐方人】山东 刘冠军

绵黄芪当归等治骨折脱位 >>>>>>

配方及用法 绵黄芪 600 克，当归 300 克，地鳖虫 300 克，血竭 150 克，马前子炭 300 克，炮山甲 100 克，制乳香、没药各 100 克，杜仲 200 克，骨碎补 150 克，醋煅自然铜 200 克。上药晒干，如法炮制，碾成细末，调匀后以蜜化水泛丸如桐子大。每次服 10 克，日服 2 次（严重者日服 3 次）。再配合手法整复。

【荐方人】江苏 夏金陵

玄胡土鳖虫等治骨折 >>>>>>

配方及用法 玄胡 30 克，土鳖虫 5 克，三棱 15 克，莪术 5 克，白芷 15 克，血竭 10 克，黄柏 30 克，五倍子 15 克，黄芩 10 克，大黄 15 克，木香 25 克，半边莲 15 克，芙蓉叶 25 克，当归 30 克，羌活 15 克，独活 15 克，王不留行 15 克，赤芍 10 克，生南星 30 克。先将上药用白酒浸泡 1 周，然后焙干，研细末。

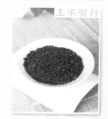
王不留行

备注 本方主要用于外敷，按照损伤部位大小用山西产老陈醋调好后，摊于油纸或纱布上，贴于患处。24 小时换药一次或 2 天换药一次均可。对陈醋过敏的患者，可改用白开水或少量蜂蜜调和。

用小公鸡和五加皮接骨 >>>>>>

配方及用法 五加皮 100 克，150 克小公鸡 1 只。小公鸡去毛不去血，不要沾水，连骨和五加皮同捣极烂敷于断处，骨响即接上，次日将药刮去，并以月季花叶捣烂敷患处，一星期后即愈。

【荐方人】宁夏 余林涛

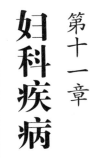

第十一章 妇科疾病

子宫类疾病

子宫疾病是指子宫区域发生的各种病变，如炎症、损伤、肿瘤、癌前病变等，是女性最常见的疾患之一，子宫类疾病主要包括宫颈糜烂、子宫脱垂、崩漏、盆腔炎等。子宫疾病须及时诊治，尤其是育龄女性，更应引起重视。

三炭青黛治宫颈糜烂 >>>>>>

●配方及用法 柿饼炭 50 克，椿树根皮炭 50 克，杜仲炭 50 克，青黛 10 克。前 3 味药共研细末与青黛调匀备用。每次 10 克，红糖水冲服，每日 3 次，连服 9 天为 1 疗程。

备注 ▶ 忌生气，辛辣食物。

用红藤汤治急、慢性盆腔炎 >>>>>>

●配方及用法 红藤、败酱草各 30 克，桃仁、赤芍各 15 克。上药浓煎 2 次，共取药液 400 毫升，早或晚灌肠 1 次。每次灌肠后卧床休息 1 小时，一般 7 天为 1 疗程。

【荐方人】陕西 何月

用桃树根内皮水煎服治宫颈糜烂 >>>

● **配方及用法** 桃树根内皮 200 克，水煎，每日 1 剂，分早晚 2 次服，连用 3 ~ 5 天。

【荐方人】福建　陈祖思

以水煎益母、枳壳治妇女子宫脱出 >

● **配方及用法** 益母草 15 克，枳壳 6 克。水煎，每日 2 次分服。另用益母草、枳壳各 15 克水煎熏洗患处。

【荐方人】陈芳

葵花盘止崩漏 >>>>>>

● **配方及用法** 葵花盘 1 个（去子），黄酒适量。将葵花盘晒干，用砂锅焙成炭，研为细面，过箩备用。每次 3 克，黄酒送服，日 3 次。

● **功效** 清热解毒，达邪外出。用于治疗崩漏。

● **备注** 服药期间忌辛辣食物及房事，崩漏初起者忌用。

升麻散治子宫脱垂 >>>>>>

●**配方及用法** 升麻 4 克，鸡蛋 1 个。将升麻研末，鸡蛋顶开一黄豆粒大小的圆孔，把药末放入蛋内搅匀，取白纸一小块蘸水将蛋孔盖严，放蒸笼内蒸熟。每天吃药鸡蛋 1 个，10 天为 1 疗程。休息 2 天，再服第二个疗程。

【荐方人】安徽 石月娥

三仙花治重症崩漏 >>>>>>

●**配方及用法** 取三仙花适量，慢火炒微黄，研末冲服。每日 1 次，每次 10 克。轻症患者服药 1 次，重症患者服药 3 次即愈。

【荐方人】河南 陈志安

用野葡萄根皮治崩漏 >>>>>>

●**配方及用法** 取新鲜野葡萄根的皮约 150 克，切细用布包好，与猪瘦肉 200 克(剁成肉饼,加少许食盐)，共放碗里隔水蒸熟，去布包葡萄根，食肉饮汤。

【荐方人】陕西 刘正根

阴道疾病

阴道是连接女性内外生殖器的一条非常重要的管道，该器官发生的病症主要包括阴道炎、外阴湿疹等。女性应该对阴道疾病非常重视，否则不但会影响女性日常生活，还对将来的怀孕分娩产生不利影响。

六神丸外用治滴虫性阴道炎 >>>>>>

配方及用法 本丸是中成药，药店有售。患者临卧前用洁净开水清洗外阴，上床后仰卧位，取六神丸 15 粒塞入阴道，每晚 1 次，经期停用。6 天为 1 疗程，一般在 2 个疗程内痊愈。

功效 治阴道炎有疗效。

【荐方人】河南 张春花

猪肝马鞭草治阴痒 >>>>>>

配方及用法 猪肝 60 克，马鞭草 30 克。将猪肝及马鞭草切成小块拌匀，用盖碗盖好，放蒸锅内蒸半小时即可食用。一次服。

功效 清热，祛湿，解毒。用于治疗妇女阴痒、白带过多及经闭、经少。

鬼针草洗剂治疗阴道炎 >>>>>>

配方及用法 新鲜鬼针草全草和蛇泡筋的全草各 60 克。水煎出味，将药液倒在盆内，趁热熏后坐盆浸洗，边浸边洗净阴道分泌物。

备注 治疗期间勿使用其他药，禁房事；内裤需煮沸消毒，勤换勤晒；月经期禁止用药；夫妇同时治疗为好。

大蒜治阴痒 >>>>>>

配方及用法 大蒜 2 头。大蒜去皮，捣碎，加水熬汤。每日局部浸洗 2 或 3 次。

功效 杀菌，消炎，止痒。用于治疗阴痒及妇女滴虫病。

白萝卜加醋治滴虫性阴道炎 >>>>>>

配方及用法 醋酸，大白萝卜。用醋酸冲洗患处，再用白萝卜榨汁擦洗及填塞阴道。

功效 活血，解毒。用于治疗滴虫性阴道炎。

花椒等治阴痒 >>>>>>

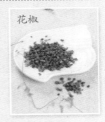

花椒

● **配方及用法** 蛇床子、败酱草、白鲜皮、苦参各 30 克，百部、防风、透骨草、花椒各 20 克，冰片 4 克。若外阴溃烂者，加白矾 40 克；若外阴部疼痛，加白芷 15 克。将前九味中药水煎，约得药液 2000 毫升，加入冰片搅拌，乘热熏外阴 15 ~ 20 分钟，待药液稍凉后洗涤患处，每日 1 剂，早、晚各 1 次。

【荐方人】王贵生

蒲公英等治外阴湿疹 >>>>>>

● **配方及用法** 蒲公英、金银花、土茯苓、萆、浮萍各 15 ~ 20 克；连翘、苦参、蝉衣、全虫、紫苏叶、川黄连各 10 ~ 12 克，生甘草 8 ~ 10 克。将上药头、二煎合并药液，分 2 ~ 3 次口服。第 3 煎药液趁热熏洗患处，每晚睡前 1 次。3 天为 1 个疗程。

【荐方人】潘丽华

带下病

带下病是妇女常见病、多发病，指带下量明显增多，色、质、气味异常，或伴有全身或局部症状，造成带下病的原因很多，如阴道炎、宫颈糜烂、子宫内膜炎、子宫颈息肉、宫颈癌等。

胡椒鸡蛋止带 >>>>>>

● 配方及用法　胡椒 7 粒，鸡蛋 1 个。先将胡椒炒焦，研成末。再将鸡蛋捅一小孔，把胡椒末填入蛋内，用厚纸将孔封固，置于火上煨熟。去壳吃，日 2 次。

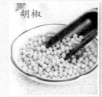
胡椒

● 功效　温中散寒，化湿止带。用于治疗寒性白带色清如水、面色苍白、口淡无味。

向日葵梗或根、荷叶治带下病 >>>>>

● 配方及用法　向日葵梗或根 12 克，荷叶 12 克，红糖适量。以向日葵梗或根与荷叶加水三碗煎至半碗，加红糖当引子。每日 2 次，饭前空腹服下。

● 功效　温中止带。用于治疗白带过多。

小丝瓜止带 >>>>>>

●配方及用法　小丝瓜（经霜打的）三指长。置新瓦焙焦黄，研末。每服 6 克，临睡时开水送服。

●功效　清热凉血，止带浊。用于治疗年久不愈的赤白带下。

吃花生米治白带病 >>>>>>

●配方及用法　取生、熟花生米共 2 千克，每天早、中、晚适量食用。将 2 千克花生米吃完，此病可治好。病情严重者，再吃 1 千克可痊愈。此方无副作用。

【荐方人】贵州　胡定缓

高粱根止带 >>>>>>

●配方及用法　陈年（3 年以上）高粱根、红糖各适量。将高粱根洗净，晾干，炒研为末。用红糖水（或米汤）送服。

●功效　温中散寒，化湿止带。用于治疗白带过多、有臭味。

白扁豆止带 >>>>>>

● **配方及用法** 白扁豆、红糖、怀山药各适量。白扁豆用米泔水浸后去皮，同另两味共煮，至豆熟为度。每日2次，经常服用收效。

● **功效** 健脾祛湿，化带浊。

【荐方人】河南　董丽华

荞麦粉鸡蛋止带 >>>>>>

● **配方及用法** 荞麦粉500克，鸡蛋10个，甘草末60克。将荞麦粉炒成金黄色，凉凉，鸡蛋清倒入碗内，放入甘草末搅拌，再加入荞麦粉和温水调为小丸，晒干备用。每日早晚各1次，每次30克，以开水送下。

● **功效** 健脾祛湿，理中止带。用于治疗白带相兼、伴小便胀满、头晕目眩、食欲不振、面色苍白、身有微热。

【荐方人】河北　庞传新

月经病

月经病是一种常见的妇科疾病，几乎占据了妇科门诊量的一半，一般会出现月经失调、月经推迟、痛经、闭经等症状。月经病不仅影响妇女的健康，严重者可导致不孕，因此应积极主动的进行月经疾病的防治。

用辣椒根、鸡爪治妇女经血过多 >>>

●配方及用法 辣椒根 15 克，鸡爪 3 ~ 4 只，加水 800 毫升，煎至 200 毫升，留渣复煎，分 2 次服，每日 1 剂。本方也可单用辣椒根煎服。

【荐方人】赵立芳

甘草、砂仁等治痛经 >>>>>>

●配方及用法 甘草 75 克，砂仁 15 克，白芍 50 克，泽泻 5 克，白术 20 克，当归 20 克，川芎 20 克，云苓 15 克。上药加水两碗煎至一碗，口服，每日 1 剂。如疼痛见红加阿胶 50 克，川断 25 克，寄生 25 克。

【荐方人】福建 杨文华

乌鸡丝瓜汤治血虚闭经 >>>>>>

●配方及用法　乌鸡肉 150 克，丝瓜 100 克，鸡内金 15 克。共煮至烂，服时加盐少许。

●功效　健脾消食，养阴补血。用于治疗因体弱血虚引起的经闭、月经量少。

路参、黄芪等炖黄老母鸡治倒经 >>>

●配方及用法　路参、条参、黄芪、薏米、熟地各9 克，炖黄老母鸡，吃肉喝汤。

【荐方人】河南　封文瑶

全当归等治倒经 >>>>>

●配方及用法　全当归、代赭石、珍珠母各 20 克，生地黄、玄参、黄芪、川牛膝、茜草、赤芍、香附、白茅根、益母草各 15 克，黄芩、川黄连、红花、生甘草各 6 克。在月经来潮前 7 天开始服药，每日 1 剂，水煎服，一般服药 2 个周期即可见效。

【荐方人】盛蓉蓉

用代赭石、牛膝、生地治倒经 >>>>>

● **配方及用法** 代赭石、牛膝、生地各30克，紫草、丹皮、茜草、当归、白芍各10克，黄芩、郁金各12克，栀子9克。水煎服，隔日1剂。于月经前1周开始服用，每月服6剂，连用3个月。

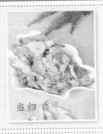

当归

【荐方人】河北 刘双柱

丁香肉桂等治痛经 >>>>>>

● **配方及用法** 丁香、肉桂、延胡索、木香各等份。上药共研末，过100目筛，和匀贮瓶备用。月经将行或疼痛发作时，用药末2克，置胶布上，外贴关元穴，痛甚则加贴双侧三阴交。隔天换药1次。每月贴6天为1疗程。

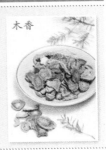

木香

【荐方人】贵州 李荣芳

不孕症

不孕症是指有正常性生活、未采取避孕措施1~2年尚未受孕或未能生育者，该病与生理疾病和精神因素都有一定的关系。如今该病发病率上升，与晚婚晚育、人工流产、性传播疾病等相关。

米酒炒海虾治多年不孕 >>>>>>

●配方及用法 鲜海虾400克，米酒250克，菜油、葱花、姜末适量。把海虾洗净去壳，放入米酒，浸泡10分钟。将菜油放入热锅内烧沸，再入葱花爆锅，加入虾、盐、姜连续翻炒至熟即成。每日1次，每次50~100克。

●功效 适用于肾阳不足，形寒肢冷，性欲冷漠者。

枸杞汁治不孕症 >>>>>>

●配方及用法 新鲜枸杞250克。将枸杞洗净，用干净纱布包好，绞取汁液。每日2次，每次10~20毫升。

●功效 适用于肝肾阴虚，肝气郁结。症见多年不孕，腰膝酸软，两胁胀满等。

左归饮治不孕症 >>>>>>

●**配方及用法** 熟地 9 ~ 30 克，山药 6 克，枸杞子 6 克，炙甘草 3 克，茯苓 4.5 克，山茱萸 3 ~ 6 克（畏酸者少用）。以水二盅，煎至七分，食远服（离开正常进食时间较长时服）。

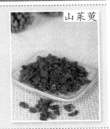
山茱萸

●**功效** 补益肾阴。

红花鸡蛋治不孕症 >>>>>>

●**配方及用法** 取鸡蛋 1 个，打一个口，放入藏红花 1.5 克，搅匀蒸熟即成。此又名红花孕育蛋。经期临后 1 天开始服红花孕育蛋，一天吃 1 个，连吃 9 个，然后等下一个月经周期的临后 1 天再开始服，持续 3 ~ 4 个月经周期。

备注 红花鸡蛋是个治不孕症的有效偏方，在民间流传很广，此方来自山西平遥县著名中医郭智老先生。他用此方治愈几百例不孕症患者。此方为健身强壮之佳品，无副作用，亦为调经安胎之妙方。

当归生姜治宫寒不孕 >>>>>

●配方及用法 当归 30～50 克，生姜 15～30 克，羊肉 500～1000 克。羊肉切块，洗净，放滚水内先滚一下，取出。当归、生姜洗净切片，布包，与羊肉一起入锅煨汤，熟后去药包，饮用。1 个月后症状减轻，坚持 3 个月，经事可调。半年后可望得子。

【荐方人】窦国祥

当归、白芍等治妇女不孕 >>>>>>

●配方及用法 当归 18 克，白芍 21 克，川芎 9 克，红花 6 克，桃仁 12 克，芹子 18 克，泽兰 12 克，杞子 30 克，生地 24 克，香附 12 克，天茄子 24 克，穿山甲 12 克。上药水煎服，月经干净后每天 1 剂，连服 3 剂。3 剂为 1 疗程，需服 3 个疗程即可受孕。

备注 各味药缺一不可，勿用相近药代替，否则无效。

妊娠疾病

妊娠疾病是在女性妊娠期间，发生的与妊娠有关的疾病，妊娠疾病不但会影响孕妇的健康，还可能妨碍胎儿的正常发育，甚至造成堕胎、小产等后果，因此必须注意平时的预防和发病后的调治。

用黄芩、藿香治妊娠呕吐 >>>>>>

● 配方及用法　黄芩 50 克，藿香 6 克，半夏 6 克，竹茹 10 克，生姜 10 克，水煎服，每日 1 剂。为了防止进药时恶心或呕吐，亦可将药煎好后 1 天内频频呷服。一般用本方 3 剂便可痊愈。

【荐方人】杜连生

当归、川芎等治胎位不正 >>>>>>

● 配方及用法　当归、川芎、黄芪、党参、白术、白芍、川续断、枳壳、熟地、甘草各 10 克。将上药水煎，每日 1 剂，分 2 次服。

【荐方人】李香芹

糯米稻草汤临产催生 >>>>>>

●配方及用法 糯米 100 克，禾秆（稻草）300 克。将糯米淘洗，禾秆洗净，切段，用水五碗，煮成一碗后服。如放鸡煮效果更好。

●功效 补中、益气。

猪肉汤催生保胎 >>>>>>

●配方及用法 鲜猪肉 1 千克。将肉切大块，急火煎汤，去浮油。令产妇尽量饮用。

●功效 补肾益气，催生保胎。用于治疗胎涩不下。

醋熏治产妇血晕 >>>>>>

●配方及用法 好陈醋 100 克。醋放碗内，净石一块烧红，放在醋碗内。以所淬的热气熏产妇鼻孔 2～3 分钟，即愈。

●功效 解毒，散瘀。用于治疗产妇血晕痉挛。

【荐方人】江西 张明英

用大麻子催产 >>>>>>

● 配方及用法　大麻子 30 克。将大麻子剥去皮，捣碎成泥状，备用。敷白布上，贴产妇脚心处（涌泉穴）。

● 功效　泻下通滞，出有形之滞物。

用乌梅等催产 >>>>>>

● 配方及用法　乌梅 1 粒，白胡 7 粒，巴豆 3 粒。上药共研为细末，以白酒适量调匀成膏状，备用。用时取药膏分贴于产妇的两侧三阴交穴上，外以纱布盖上，胶布固定。产下即去除药物。

● 功效　催产助产。

用茯苓、大黄等预防子痫 >>>>>>

● 配方及用法　茯苓 200 克，大黄 100 克，夏枯草 100 克。3 药水煎沸则止，加盖浸泡半小时，滤渣代茶饮。

【荐方人】内蒙古　董惠新

玉米嫩衣治习惯性流产 >>>>>>

● 配方及用法 玉米嫩衣（即紧贴米粒之嫩皮）。怀孕后每天以 1 个玉米嫩衣煎汤。代茶饮，饮到上次流产期则用量加倍，一直服至分娩为止。

● 功效 固摄安胎。

用当归身、白芍治疗流产 >>>>>>

● 配方及用法 当归身 15 克，白芍 12 克，白术 10 克，熟地黄 15 克，川断肉 20 克，黄芩 12 克，菟丝子 15 克，太子参 15 克，黄芪 15 克。水煎服，从怀孕 35 天后开始服药，每周服 3 剂，服至 120 天后停药。

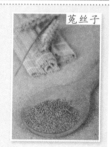
菟丝子

备注 方中当归身、白芍、熟地黄、川断肉、菟丝子养血补肾固胎，黄芩、白术安胎，太子参、黄芪补气固胎。此外，服药期间应卧床休息，忌房事。

【荐方人】曾清泉

产后疾患

分娩后，产妇必须非常注重身体的保养和护理，因为分娩后的女性身体非常虚弱，还要给孩子喂奶等，若休息不好或护理不当，很容易得产后风、产后盗汗、头痛等病症。

鹤枣汤治产后痹症 >>>>>>

● 配方及用法 仙鹤草根茎 100 克，大枣 7 个。每天 1 剂，水煎服。

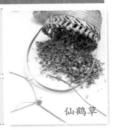
仙鹤草

● 功效 此方治疗产后痹症以及痹症引起的肢体不适，疗效显著。

苍术、大葱胡治产后风 >>>>>>

● 配方及用法 苍术 15 克，大葱胡 31 克，蛇皮 9 克，大枣去核 15 克，马蜂窝 9 克。将上药捣碎握于手中，蒙头发汗，30 分钟后，全身发汗，慢慢揭被，避风 3 天。以红糖茶为引促其发汗。

【荐方人】河南 张瑞祥

山药汤治产后大喘大汗 >>>>>>

●配方及用法　山药180克。洗净煎汤。连服3日，每日2次。

●功效　健脾，益阴，止渴，敛汗。用于治疗产后因虚热引起的大喘大汗，身热劳嗽。

玉米秸芯煎服可治愈产后盗汗 >>>>>

●配方及用法　干玉米秸秆（穗以下部分），剥去叶子和硬皮，取白瓤一把用水煎服，1次见效，3次可愈。

【荐方人】河南　陈立新

吃田鼠肉可治产后肌肉痉挛 >>>>>>

●配方及用法　田鼠扒了皮将肉煮熟食，此病可愈。

备注　产后妇女肌肉痉挛者，系因产后气血虚弱，肝血不足，肝主筋，肝血虚则筋脉失养，故可出现肌肉痉挛，亦有受风寒湿之故。因田鼠肉为补养气血之佳品，故食之有效。

黄芪、当归等治产后尿潴留 >>>>>>

●配方及用法 黄芪、当归、车
前子、人参各 15 克，升麻 12 克，
猪苓 9 克，通草、附片各 6 克，
沉香 3 克。每天 1 剂，水煎服。

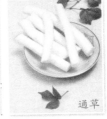

通草

【荐方人】四川　刘长生

用人指甲治产后风 >>>>>>

●配方及用法 人指甲 6 克。洗净阴干，用阴阳瓦
焙烤，以不焦枯存性为度，然后研极细末。用黄
酒 100 毫升送服。

【荐方人】天津　曹一鸣

用孵鸡蛋壳粉治产后头痛 >>>>>>

●配方及用法 孵化小鸡后的蛋壳，放砂锅上焙黄
焦，研成面，加黑糖少许，开水冲沏，稍掮一会，
代茶饮，早、晚各服 1 次，即可见效。

【荐方人】河南　万坤山

用山楂治产后腹痛 >>>>>>

●配方及用法 焦山楂 30～50 克。上药水煎后冲红糖适量，在盖碗中浸泡片刻，分早、晚 2 次口服。

【荐方人】李义

梨汁、人乳治产后小便不通 >>>>>>

●配方及用法 梨汁、人乳各 1 杯。将梨切碎榨取汁同人乳共饮。早晚各 1 次。

●功效 清热降火，解毒利尿。

【荐方人】张晓娟

黄芪粥治产后水肿 >>>>>>

●配方及用法 用生黄芪 30 克煎汁，煮糯米半杯，成粥，淡食。

【荐方人】许辉

用香附、阿司匹林治产后腹痛 >>>>>

●配方及用法 制香附 15 克，复方阿司匹林 0.5 克。香附研末，装瓶备用。用时，取香附 5 克与复方阿司匹林 0.5 克一起以温开水冲服，每日 1 次。

【荐方人】史新

用青木香治产后腹痛 >>>>>

●配方及用法 青木香 15 克，加水 500 毫升，煎取 100 毫升，顿服。

【荐方人】河南 胡丽丽

用牛腰子治产后腰痛 >>>>>>

●配方及用法 取牛肾 1 个，去网膜洗净切片，放入铁锅内，加 50 ～ 100 毫升米酒炒熟，趁热空腹食用，1 次或分 2 次吃完。每天吃牛肾 1 个，连续服用一段时间。

备注 服药期间，忌食酸辣和生凉食物，禁房事。

【荐方人】福建 纪儒

缺乳
回乳

产后乳汁甚少或全无，称为缺乳，除了缺乳之外，尚有面色苍白、食少便溏，或者有乳房胀满、情志抑郁等症状。回乳是产妇断奶时的一种生理现象，分为自然回乳和药物回乳两种。

黑芝麻、僵蚕等治缺乳 >>>>>>

●配方及用法 僵蚕 6 克，黑芝麻、红糖各 30 克。将僵蚕研细，芝麻捣碎，加入红糖后拌匀。用时，将药放入茶杯内，倒入沸开水，加盖后待 10 分钟左右，1 次顿服，每日服 1 次，空腹时服。

【荐方人】贾素娟

用青皮、香附等治缺乳症 >>>>>>

●配方及用法 青皮、香附各 9 克，穿山甲（炒）6 克，王不留行、路路通、漏芦各 12 克，丝瓜络 6 克，通草 3 克。上药煎 15～20 分钟，取汁约 200 毫升。每日 1 剂，分早晚 2 次空腹服。胸闷者加瓜蒌皮 12 克；食欲不振者加茯苓、山药各 12 克。

【荐方人】河北 刘玉荣

用芝麻丝瓜汤治产后缺乳 >>>>>>

●**配方及用法** 把黑芝麻、胡桃肉各15克分别炒熟，加入新鲜嫩丝瓜50克，共捣为泥，以沸水500毫升冲服（连药渣同服），每日1剂。若无新鲜丝瓜，可用丝瓜络60克先煎汤，去渣，冲服炒黑芝麻、炒胡桃肉泥。

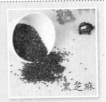
黑芝麻

【荐方人】山东 张鹤声

赤小豆治缺乳 >>>>>>

●**配方及用法** 赤小豆500克。每天早、晚各服1半的煎赤小豆汤液（去豆、饮浓汤）。连服3～5天。

【荐方人】何季芳

用黄芪、党参治缺乳症 >>>>>>

●**配方及用法** 黄芪、党参各30克，当归15克，王不留行、炮山甲各10克，通草6克，水煎服。每日1剂，分2次服。

【荐方人】河北 徐淑芳

雄鸡睾丸治产后无乳 >>>>>>

●配方及用法 雄鸡睾丸 2 ~ 4 个。将雄鸡睾丸去掉外膜捣碎，用甜酒适量加水约 3 毫升，煮开后冲入捣碎的鸡睾丸即可，也可用开水冲服。服时加少许白糖，但忌用火煮。

【荐方人】辽宁 田孝良

用黑芝麻、鱼腥草使乳汁通畅 >>>>>

●配方及用法 黑芝麻 150 克，鱼腥草 120 克，鸡血藤 90 克，香附 6 克，水煎服。

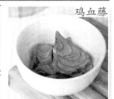
鸡血藤

【荐方人】四川 李远国

用麦芽饮内服法回乳 >>>>>>

●配方及用法 麦芽 120 克，车前子 15 克，每日 1 剂，煎汤代茶，不拘时服。一般 1 ~ 2 天即可回乳。

备注 麦芽能疏肝和胃，车前子利尿，使乳汁有出路，故能回乳。

陈皮等回乳 >>>>>>

配方及用法 陈皮、莱菔子、柴胡各15克。将上药水煎分2次服，每日1剂。

【荐方人】苏华林

莱菔子回乳 >>>>>>

配方及用法 莱菔子30～40克。将上药打碎，加水浸泡30分钟后，水煎分3次温服。每日1剂。

【荐方人】四川 王小艳

生麦芽回乳 >>>>>>

配方及用法 生麦芽120克。将上药微火炒黄，置锅内，加水800毫升，煎至400毫升；再加水600～700毫升，煎至400毫升，将2次药汁混合为1日量，分3次温服。

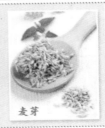

麦芽

【荐方人】郝英

乳腺炎

乳腺炎是指乳腺的急性化脓性感染，是产褥期的常见病。本病初起乳房肿胀、疼痛、肿块压痛，表面红肿，发热，如继续发展，则症状加重，乳房搏动性疼痛，严重者伴有高烧、寒战、有硬结、压痛等症状。

半夏闻鼻治急性乳腺炎 >>>>>>

●配方及用法 半夏6克，大葱根7个。共捣烂如泥，分7份，用纸卷筒状即成。先用手指按压健侧鼻孔，再将药筒放在患侧鼻孔闻之，如法将7份药筒闻完，一般半小时左右为宜。一般闻1~2次即愈。

【荐方人】江苏　李志如

用乳香、没药等治急性乳腺炎 >>>>>

●配方及用法 乳香、没药、大黄、蜂房各10克，蜂蜜适量。将前4味药混合研细末，再加蜂蜜调成膏状，敷盖于乳房结块处，用布覆盖，胶布固定，每天换药1次。

【荐方人】吴风平

公丁香塞鼻可治急性乳腺炎 >>>>>>>

● 配方及用法　公丁香研末，裹于干棉球内，或用酒精药棉沾药，塞入健侧鼻孔中。每日换药 3 次，每次 6 小时。用于治疗急性乳腺炎有神效。

【荐方人】河南　刘函鹤

陈皮、甘草治急性乳腺炎 >>>>>>>

● 配方及用法　陈皮 60 克，甘草 8 克。用砂锅水煎，每日 1 剂，分早、晚服。

● 功效　用于急性乳腺炎。

用乳香、没药治乳腺炎 >>>>>>>

● 配方及用法　乳香 30 克，没药 30 克，血竭 30 克，儿茶 30 克，大麻子 30 克，芒硝 15 克。上药共捣如泥，贴涂红肿疼痛之处。如药干燥可加少许香油调用，盖油纸，加纱布包扎。48 小时换药 1 次，3 次即愈。

【荐方人】山东　郭庆连

用威灵仙治急性乳腺炎 >>>>>>

●**配方及用法** 鲜威灵仙根。将威灵仙平地面砍去泥土外的藤蔓，挖出长在泥土里的根须，去泥土，用冷水洗干净，切下根须约50克，用旧棉纱布包裹，以针线悬吊于内衣，使药囊贴近乳房肿痛处即可。

备注 本方所选为毛茛科多年生攀援性灌木威灵仙的新鲜根须，刺激性很强，易使皮肤发红起疱。

【荐方人】江西 汤振才

用大青叶、双花治乳腺炎 >>>>>>

●**配方及用法** 大青叶30克，双花30克，鹿角霜（研细末）30克，米酒或白酒30毫升。水煎大青叶、双花约300毫升，去渣冲服研细末的鹿角霜，饮米酒或白酒30毫升，盖被出微汗即愈。每日1剂，3剂1疗程。

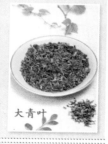

大青叶

【荐方人】山东 郭庆连

更年期综合征

更年期综合征是更年期出现的以自主神经功能紊乱代谢障碍为主的一系列综合征，表现为月经变化、面色潮红、心悸、失眠、乏力、抑郁、情绪不稳定、易激动等。

百合、粳米治疗更年期综合征 >>>>>

● **配方及用法** 百合 50 克，粳米 100 克，同煮粥，加冰糖调味食用，连服两周。

【荐方人】梁丹

玫瑰花、浮小麦等治更年期综合征 >

● **配方及用法** 玫瑰花 10 克，浮小麦 20 克，红枣 15 克，益母草 10 克，川断 10 克，鸡血藤 20 克，山萸肉 10 克，泽泻 10 克，丹参 15 克，水煎服。

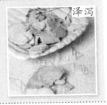
泽泻

● **功效** 可治中年女性经水将断，经行前后不定期，量多少不一，伴烦热，心悸怔忡，夜寐不宁，全身困倦乏力等。

浮小麦治疗妇女更年期综合征 >>>>>

●**配方及用法** 浮小麦 100 克，炙甘草 10 克。先将炙甘草加水煎煮取汁、备用，再用炙甘草与小麦、红枣同煮，先用武火煮沸，最后用文火煨至小麦烂熟成粥状。每天早晚各空腹食 1 碗。

●**功效** 浮小麦味甘咸，性寒，无毒，能止汗退热、除烦，对于骨蒸劳热、自汗、盗汗功效显著。红枣味甘性温，归脾胃经，有补中益气、养血安神的功能。

牵牛花子治疗更年期障碍 >>>>>>

●**配方及用法** 每天用 10 粒牵牛花子压碎，泡热水饮用。

●**功效** 牵牛花子为常用中药材，黑色的为"黑丑"，米黄色的为"白丑"，它富含脂肪油、有机酸等成分，具有泻水利尿之效，可用于治疗水肿腹胀、大小便不利等症，对于缓解更年期障碍也有显著功效。

【荐方人】山东 李贵海

第十二章

男科疾病

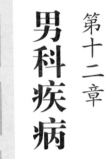

前列腺炎

前列腺炎是发生于前列腺组织的炎症，症见尿频伴尿急、尿痛、血精、睾丸疼痛、尿道流血、前列腺肥大、耻骨上痛、白色黏液状尿等。

按摩小腹治前列腺炎 >>>>>>

配方及用法 每晚睡前和起床前，排空小便，平卧屈腿，小腹放松，双手搓热，右手平放于脐下，左手压在右手背上，顺时针方向缓慢转动。从开始每次按摩50圈，逐渐增加到100圈、200圈，后来每次坚持按摩300圈以上。

【荐方人】张建华

按摩肚脐两旁治前列腺炎 >>>>>>

配方及用法 呈仰卧姿势，先将两手搓热，放在肚脐两旁，向下按摩120次，每日早、晚各按摩1次，以病好为度。

【荐方人】河南 孙在东

用马齿苋治前列腺炎 >>>>>>

配方及用法 选新鲜马齿苋 500 克，洗净捣烂，用纱布分批包好挤出汁，加少许白糖和白开水一起喝下，每天早、晚空腹喝，1 周后即愈。

【荐方人】北京 王秀山

服南瓜子治前列腺增生 >>>>>>

配方及用法 每天服用 100 克生南瓜子（分 3 次服）。

【荐方人】林肇祥

用大葱白、白矾治前列腺肥大性尿闭

配方及用法 大葱白 5 根，白矾 9 克。将白矾研成细末，再混入葱白，捣成糊状，取一块 6.5 厘米见方的塑料薄膜，将药全部撒在膜上，敷于肚脐处。

【荐方人】河南 杨朝本

遗精

遗精是一种生理现象，是指不因性交而精液自行泄出，有生理性与病理性的不同。中医认为，肾藏精，宜封固不宜外泄。凡劳心太过，郁怒伤肝，恣情纵欲，嗜食醇酒厚味，均可影响肾的封藏而遗精。

蒸白果鸡蛋治遗精 >>>>>>

配方及用法 生白果仁(即银杏仁)2枚，鸡蛋1个。将生白果仁研碎，把鸡蛋打一小孔，将碎白果仁塞入，用纸糊封，然后上笼蒸熟。每日早晚各吃1个鸡蛋，可连续食用至愈。

功效 滋阴补肾。用于治疗遗精、遗尿。

白茯苓末可治遗精 >>>>>>

配方及用法 白茯苓末3克左右，用热水冲服，每天清晨皆服之，便会有效。

备注 用此方期间，宜中断半年左右房事。

【荐方人】山西 杨建政

吃甲鱼头治遗精 >>>>>>

●配方及用法 将甲鱼（用甲鱼头颈、尾，不用身腿）用香油炸焦，分别研为细面，将甲鱼头粉面混在麦面里，炸后再吃。

【荐方人】黑龙江　张健翼

鲜铁线藤可治遗精 >>>>>>

●配方及用法 采鲜铁线藤（又名蔓蔓藤）连叶46～62克，煅存性研末，冲开水服。每天临睡前服用1次。

【荐方人】福建　夏东僧

荷叶治疗梦遗滑精 >>>>>>

●配方及用法 荷叶50克（鲜品加倍），研末。每服5克，每日早晚各1次，热米汤送服。轻者1或2剂，重者3剂可愈。

●功效 清热止血，升发清阳。用于治疗梦遗滑精。

用桑螵蛸治遗精症 >>>>>>

配方及用法 干桑螵蛸研末，早、晚用盐汤各送服 1 次，每天服 5～10 克，连服 2～3 天即愈。

备注 桑螵蛸别名螳螂子、刀螂子、团螵蛸，生于桑树上，秋末至来春均可采收。将采下的桑螵蛸去净树皮，放在蒸笼中蒸死螳螂子，取出晒干备用。

桑螵蛸

【荐方人】四川 周光庆

刺猬皮散治遗精 >>>>>>

配方及用法 刺猬皮 100 克。将刺猬皮焙干研成细末，分为 7 包，每日 1 包，甜酒汁兑服。

备注 本品其性收敛固涩，适用于肾虚、精关不固引起的遗精，对阳火旺盛、梦遗患者则不适宜。

【荐方人】湖南 胡达坤

不育症

男性不育分为性功能障碍和性功能正常两类，后者依据精液分析结果可进一步分为无精子症、少精子症、弱精子症、精子无力症和精子数正常性不育。

炮天雄可治男子不育 >>>>>>

配方及用法 炮天雄 16 ~ 19 克，熟地、菟丝子、怀牛膝、枸杞子各 20 克，炙甘草 6 克，仙灵脾 10 克。水煎服，日 1 剂，1 日 2 次。

功效 炮天雄主治肾阳不足，命门火衰，阳痿尿频，畏寒肢冷及风寒湿痹、周身骨节疼症等。

【荐方人】广东　陈锦心

用枸杞子治男性不育 >>>>>>

配方及用法 红杞果（即枸杞子）15 克。每晚嚼碎咽下，连服 1 个月为 1 疗程，一般精液常规转正常再服药 1 个疗程。服药期间适戒房事。

【荐方人】辽宁　孙健男

人参、鹿茸治男子不育症 >>>>>>

配方及用法 人参、鹿茸、五味子、仙灵脾各30克。上药研细末，炼蜜为丸，每粒2克，每服1粒，日2～3次。或用白酒500毫升泡2周后，每服5～10毫升，日2～3次。

功效 人参大补元气，五味子益气生精，鹿茸生精益髓，仙灵脾补肾壮阳，四药合用，相辅相成，疗效益彰。

备注 服药期间适当减少房事；阴虚燥热者勿服。

熟地、紫河车治男性不育症 >>>>>>

配方及用法 熟地、紫河车各20克，枸杞子、淮山药、山萸肉、菟丝子、杜仲、肉苁蓉各10克，巴戟天、蛇床子、五味子各6克，鹿茸3克。各药单味研末，混匀收储备用。每次服5克，每天3次，用药汤送下。

功效 滋阴补肾。

备注 火盛或湿热蕴结者禁用；生殖系统生理缺陷服之无效；服药期间禁房事为宜。

早泄

早泄是指男子在性交时阴茎尚未接触阴道就自行射精或一经接触就立即射精的现象，它多由精神过度紧张或严重神经衰弱引起。

知母、黄柏等可治早泄 >>>>>>>

配方及用法 知母 10 克、黄柏 10 克、五味子 6 克、金樱子 10 克、杞子 10 克。每天 1 剂，煎 2 遍和匀，早晚分服，或研细末炼蜜为丸，每粒 10 克，每服 1 粒，日 2 次。

功效 知母、黄柏滋肾阴泻相火；五味子、金樱子固肾涩精；杞子补肾益精。

备注 适当节制房事，加强体格锻炼。

用细辛、丁香泡酒精治早泄 >>>>>>>

配方及用法 细辛、丁香各 20 克（中药房有售），加入 95% 酒精 100 毫升，浸泡半月即成。使用时，以此药液涂搽阴茎之龟头部，经 2～3 分钟后行房事。

【荐方人】钟久春

五倍子治早泄 >>>>>>

配方及用法 五倍子 20 ~ 30 克。将上药用文火水煎 30 分钟，再加入适量温开水，趁热熏蒸龟头，待水温降至 40℃左右，可将龟头浸入其中 5 ~ 10 分钟。每晚 1 次，半个月为 1 个疗程。治疗期间忌房事。

【荐方人】广西 关彩文

五倍子、白芷等治早泄 >>>>>>

配方及用法 五倍子 15 克，白芷 10 克。将上药共研为细末，用醋及水各等份，调成面团状，临睡前敷肚脐（神阙穴），外用纱布盖上，胶布固定，每日 1 次，连敷 3 ~ 5 日。

【荐方人】胡涛

蜂白散治早泄 >>>>>>

配方及用法 露蜂房、白芷各 10 克。将 2 药烘干发脆，共研细末，醋调成面团状，临睡前敷肚脐（神阙穴）上，外用纱布盖上，橡皮膏固定，每天敷 1 次，或隔天 1 次，连续 3 ~ 5 次。

芡实莲子饮治早泄 >>>>>>

●**配方及用法**　大米 500 克，莲子 50 克，芡实 50 克。将大米淘洗净。莲子温水泡发，去心去皮。芡实也用温水泡发。大米、莲子、芡实同入铝锅内，搅匀，加适量水，如焖米饭样炔熟。吃时将饭搅开，常吃有益。

●**功效**　健脾固肾，涩精止遗。

锁阳鸡治男子早泄 >>>>>>

●**配方及用法**　锁阳、金樱子、党参、怀山药各 20 克，五味子 15 克，小公鸡 1 只。将鸡开膛去内脏杂物，洗净，连同上述药物一并放入大炖盅内，注入开水，注入开水八成满，盖上盅盖，放入滚水锅中，隔水炖 4 小时即成。

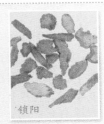
锁阳

●**功效**　固肾止遗，滋阴壮阳。

【荐方人】王兆友

用韭菜、地龙治早泄 >>>>>>

●配方及用法 韭菜全株适量洗净切段，大地龙（即蚯蚓，以韭菜田里掘出者最佳）2条，剖腹洗净切段，2味药物与油盐适量拌匀，隔水蒸熟，即可食用，无腥味。

备注 此方可常年服用。

【荐方人】上海 杜桧

用细辛、公丁香等治早泄 >>>>>>

●配方及用法 细辛、公丁香、海马各5克，蛇床子、淫羊藿各3克，泡入75%医用酒精50毫升内30天，尔后将药液过滤装入空瓶或带喷嘴的花露水瓶中。每次房事前2～3分钟，向阴茎龟头涂擦或喷洒香露1～2次，每次用0.5～1毫升，一次可奏效。

备注 健康人应用，可增进夫妻性生活质量。

【荐方人】广西 林中

阳痿

阳痿是指在性交时阴茎不能勃起或举而不坚，不能够进行性交的一种性功能障碍。其原因是多方面的，多数是因为神经系统功能失常而引起，往往有头晕眼花、头痛脑涨、腰酸背痛、四肢无力等。

牛睾丸鸡蛋治阳痿 >>>>>>

配方及用法 牛睾丸 2 个，鸡蛋 2 个，白糖、盐、豆油、胡椒粉各适量。将牛睾丸捣烂，鸡蛋去壳，六物共拌均匀，锅内放少许食油烧热煎煮。佐餐。

功效 温补肾阳，生精益髓。

牛鞭杞子汤治阳痿遗精 >>>>>>

配方及用法 牛鞭 1 具，枸杞子 30 克，盐少许。牛鞭洗净切段同枸杞子共炖熟，加盐。分 2 次吃完。

功效 补肾壮阳，收敛精气。用于治疗体弱肾虚，症见腰膝酸软、遗精、阳痿、夜尿多。亦可做老人调理补养食品。

牛鞭、韭菜子等治阳痿 >>>>>>>

●配方及用法　牛鞭 1 根，韭菜子 25 克，淫羊藿、菟丝子各 15 克。将牛鞭置瓦片上文火焙干，磨细；淫羊藿加少许羊油，置于铁锅内用文火炒黄（不要炒焦），再将韭菜子、菟丝子磨成细面，然后将上药混匀后装瓶备用。用时，每天晚饭后用黄酒冲服 1 匙，或将 1 匙药粉加入蜂蜜为丸，用黄酒冲服。

【荐方人】王忠财

用揉脐壮阳法治阳痿 >>>>>>

●配方及用法　淫羊藿 52 克，蛇床子 36 克，蜈蚣 15 克，冰片 9 克。上药共研细末，用时取适量药物，捣葱汁将药搅匀，至药粉湿润即可，再将药物纳入脐中，然后用双手拇指交替揉按脐中。睡前与晨起各做 1 次，每次揉按 10 ~ 20 分钟，月余始效。

备注　使用本方如时有恶心、腹部不适宜暂停，脐中破溃者忌用。

【荐方人】黑龙江　王克非

羊睾丸猪骨汤可治阳痿 >>>>>>

配方及用法 羊睾丸去筋膜，切成薄片。烧锅置旺火上，倒入猪骨汤并加胡椒面、葱白、姜末、盐等煮开，放入羊睾丸煮5分钟，洒上香菜即成。

功效 益肾壮阳。用于治疗肾虚之阳痿、遗精、头晕目眩等。

雀蛋羊肉汤治阳痿不举 >>>>>>

配方及用法 麻雀蛋2个，羊肉250克，盐少许。先煮羊肉至八成熟，后打入雀蛋再煮，用时加盐。分2次吃完。

功效 补肾温脾，壮阳填精。用于治疗脾肾阳虚之阳痿、腰膝冷痛、饮食不振等。

狗阴茎、黄酒可治阳痿不举 >>>>>>

配方及用法 狗阴茎3件，黄酒适量。将狗阴茎用瓦焙干，研为细末。每服3～4克，用黄酒送下。

功效 补精髓，壮肾阳。用于治疗阳痿久不愈。

当归牛尾汤治阳痿 >>>>>>

●配方及用法 当归 30 克，牛尾 1 条，盐少许。将牛尾巴去毛，切成小段，与当归同锅加水煮。后下调料。饮汤吃牛尾。

●功效 补血，益肾，强筋骨。用于治疗肾虚阳痿、腰痛、腰酸、腿软无力。

烫活虾壮阳 >>>>>>

●配方及用法 活虾 100 克，热黄酒半杯。将活虾洗净，用滚热黄酒烫死。吃虾喝酒，每日 1 次，连吃 7 天为 1 个疗程。

●功效 补肾壮阳。用于治疗阳痿、遗精。

吴茱萸、细辛敷脐治阳痿 >>>>>>

●配方及用法 吴茱萸 30 克，细辛 10 克，共为细末。用上药适量，加温水调成糊状，每晚睡前敷于脐部，用胶布固定，晨起取下。治疗期间忌房事。

【荐方人】吉林 冷长春

泥鳅枣汤治阳痿不举 >>>>>>

●配方及用法 泥鳅 400 克，大枣 6 枚（去核），生姜 2 片。泥鳅开膛洗净，加水与枣、姜共煮，以一碗水煎煮至剩一半即成。每日 2 次，连服多日。

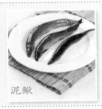

泥鳅

●功效 补中益气，滋养强身。用于治疗阳痿、遗精。

对虾酒治阳痿遗精 >>>>>>

●配方及用法 新鲜大对虾 1 对，白酒（60 度）250 毫升。将虾洗净，置于瓷罐中，加酒浸泡并密封，约 10 天即成。每日随量饮酒，待酒尽后，将对虾烹炒。单独食用或佐餐。

●功效 温阳填精。用于治疗阳痿、遗精等。

用细辛治阳痿 >>>>>>

●配方及用法 细辛 5 克。每日用细辛泡茶一杯口服，每剂连泡 3 次，1 个月为 1 疗程。

【荐方人】河北 史恒秀

海虾仁、葱叶治阳痿 >>>>>>

●配方及用法 海虾仁 7 克，大葱叶（取粗绿含黏液多者为佳）3 条。将虾仁装入葱叶内，晒干，轧成粉。每日服 2 次，茶水送下。

●功效 补肾益精，通阳利气。用于治疗阳痿不举、早泄等。

麻雀蛋治肾虚阳痿 >>>>>>

●配方及用法 麻雀蛋 6 个，盐末。将麻雀蛋蒸熟剥皮蘸盐末吃。每次吃 3 个，日用 2 次，可连续吃 3 ~ 5 天。

●功效 补肾，壮阳，强身。用于治疗肾虚阳痿不举、举而不坚及早泄。

水蛭、雄鸡可治阳痿 >>>>>>

●配方及用法 水蛭 30 克，雄鸡 1 只（去杂肠）同煮，喝汤吃鸡肉，隔 3 天 1 剂。

【荐方人】张裕

雄鸡肝、鲫鱼胆可治阳痿 >>>>>>

配方及用法 雄鸡肝4个，鲫鱼胆4个，菟丝子粉（中药）30克，麻雀蛋清（蛋黄不用）将上药拌匀，做成黄豆大药丸烘干或晒干。每日3次，每次1粒，温开水送服。

功效 补肾助阳。专治阳痿。

酒煮鲜河虾可治阳痿 >>>>>>

配方及用法 鲜河虾、黄酒各372克，白酒186克。将河虾用白酒浸泡24小时，去掉白酒，用黄酒把虾煮熟，吃虾，喝黄酒，一次服下，每日1剂，连服3～5剂，服药期间忌房事。

【荐方人】河南　陈居常

常食泥鳅鱼子参可治阳痿 >>>>>>

配方及用法 泥鳅250克，鱼子250克，海参250克。3味调食佐膳，即日见效。

【荐方人】四川　李俊如

白糖炒黑糯米治老年性阳痿 >>>>>>

配方及用法 白糖 500 克,熟猪油 150 克,炒黑糯米 1000 克,黄精 100 克,臭牡丹根 50 克。将 3 味药烘干研极细末,再用箩筛筛过,把白糖和熟猪油熔化放入药内拌匀、备用。空腹内服,日服 3 次,每次约 50 克,用温开水冲服。

备注 此方属彝族祖传秘方验方。

【荐方人】贵州 王荣辉

炖虫草鸡大补肾精 >>>>>>

配方及用法 冬虫夏草 5 枚,母鸡 1 只,盐、味精适量。将鸡开膛取出杂物,洗净,冬虫夏草放入锅内加水炖 1 个半小时,待鸡肉熟烂时下味精少许。吃肉饮汤,日服 2 次,可连续服食 3 ~ 5 天。

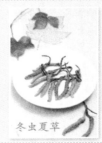

冬虫夏草

功效 补肺,益肾。用于肾虚之阳痿、遗精及腰痛、腿软等。

茴香姜调敷脐治阳痿 >>>>>>

配方及用法 取中药小茴香5克，炮姜5克，共研末，加入食盐少许，兑入少量人乳汁调为糊状（亦可用鸡血或蜂蜜调），外敷于肚脐眼（神阙穴），外用大胶布封盖贴紧，一般5～7日去掉胶布及药，即见良效。

【荐方人】孙建成

老虎须草、香花草治阳痿 >>>>>>

配方及用法 老虎须草248克，香花草62克，过江龙、木贼各46克。将上药分别研为细末，混合。即研即用，不宜久置。每次用31克，调酒服。服前先使患者饮酒至微醉后，临睡前再服药。

【荐方人】广西　韦炳莲

用小茴香炮姜敷脐治阳痿 >>>>>>

配方及用法 小茴香、炮姜各5克，加食盐少许。共研细末，用少许人乳（也可用蜂蜜代替）调和敷于肚脐上，外加胶布贴紧，5～7天后去除敷料。

【荐方人】江西　熊鹏飞

用红参、鹿茸等治阳痿 >>>>>>

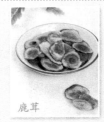

配方及用法 红参、鹿茸各 15 克，韭菜子、淫羊藿、巴戟各 25 克，蛤蚧 1 对，生黄芪 50 克，肉桂 10 克，上药共置于 400 毫升 60 度白酒中密封 7 日即可服用。每日 2～3 次，每次 10～20 毫升。

鹿茸

【荐方人】辽宁 于芝伟

血茸酒治中老年人阳痿 >>>>>>

配方及用法 鲜茸血 500 毫升，上好米酒 2000 毫升。将鲜茸血溶混于米酒中（若无米酒，白酒亦可），密封 7 日后即可服用。每天早、晚饭前服 10 毫升，3 个月为 1 疗程，服药期间禁忌房事。

备注 防衰老者可长期服用，加用枸杞更好。

【荐方人】山西 贾永增

第十三章 儿科疾病

感染性疾病

　　小儿由于机体发育尚不完善，抵抗力差，免疫力低，很容易感染各种细菌而患病。小儿易患的感染性疾病包括感冒、咳嗽、百日咳等，须及早诊治，千万不能耽误病情。

生姜治小儿感冒 >>>>>>

●配方及用法 生姜5钱，水半碗煎开加适量红糖服下，一日2次，两日即愈。

【荐方人】江苏　俞晓明

石菖蒲治小儿久咳 >>>>>>

●配方及用法 石菖蒲8克，加水250毫升，武火煮沸，改用文火煎20分钟，取汁约100毫升，第2次煎时加水200毫升，取汁100毫升。两次煎汁混合，分数次饮服，每日1剂。痰多清稀时加上白前5克。

●功效 石菖蒲性辛温、味苦，归心、胃经。有开窍宁神、化湿开胃之效。

备注 由于石菖蒲性辛温，所以阴虚血热者不宜服用。

大蒜治小儿百日咳 >>>>>>>

●配方及用法 症见口干、舌苔黄、痰浓黄。大蒜60克，捣烂如泥，加白糖240克、开水600克搅拌至澄清，取澄清液日服3次，每次2汤匙（最好按年龄，1岁2匙，2岁3匙，3岁4匙）。3日可愈。不口干、痰清稀。大蒜15克，红糖6克，生姜少许水煎服。1日3次，3日可愈。

【荐方人】秦丽敏

鲜胡萝卜治百日咳 >>>>>>>

●配方及用法 鲜胡萝卜120克，红枣12个，加清水3碗，文火煎成一碗，每次服一两匙，日服3次。

【荐方人】王安才

山麻雀、青蛙治百日咳 >>>>>>>

●配方及用法 山麻雀一只去毛和内脏，青蛙一只去内脏，共剁为泥状，加瘦肉10克，食盐适量，拌匀蒸熟食，日食一次，连食3日。

【荐方人】福建 周青林

核桃仁、冰糖等治百日咳 >>>>>>

● 配方及用法 核桃仁和冰糖各30克，白梨150克，共捣碎，加清水适量熬成汁，进餐前每次服一汤匙，日服3次。

【荐方人】广州 田丹丹

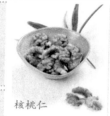

核桃仁

生凤尾草治小儿发烧 >>>>>>

● 配方及用法 生凤尾草约50克（成年人150克）加水煮沸，煨约1小时，可退烧。如退烧后几天尚汗多，用红参须1~3克蒸肉饼，吃汁便可。

【荐方人】陈德诚

鲜榕树叶治小儿咳嗽 >>>>>>

● 配方及用法 小儿热咳，取鲜榕树叶（小叶榕）适量，洗净用水煎，加入冰糖适量调匀，日服两三次，每次服用半茶杯，连服3天有效。

【荐方人】林松

肠胃疾病

儿童的消化器官发育尚不完善，消化液分泌液不充分，如果不能正确喂养，孩子饮食不当，就会损伤肠胃，出现厌食、呕吐、腹泻等病症。

山楂、鸡内金治小儿厌食 >>>>>>

●配方及用法 山楂 3 钱，鸡内金一只，加半碗水煮熟，饭前服完。一日 2 次，连服 3 天即可。

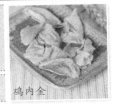

鸡内金

【荐方人】廖德银（苗医）

鲜白萝卜对小儿伤食呕吐有效 >>>>>

●配方及用法 鲜白萝卜 500 克，蜂蜜 150 克，先将萝卜洗净，切成丁，放在沸水内煮沸即捞出，将水沥干后晾晒半天，再放入锅内，加入蜂蜜，以小火煮沸，调匀，待冷后装瓶备用。一般饭后食用。

●功效 鲜白萝卜生用时味辛、性寒，熟用时味甘、性微凉，具有消积、祛痰、利尿、止泻、止呕等功效。

【荐方人】马孝平

路边黄治小儿厌食 >>>>>>

●配方及用法 中草药路边黄（金钱草）干品 10 克（鲜品酌加），150～250 克重塘角鱼一条（去内脏、头尾），混合放饭锅蒸熟，给小孩吃肉喝汤，其味清香可口。

●功效 金钱草，甘、淡、凉，塘角鱼清补，合用可收清热除湿、开胃消积之功。

云南白药粉治小儿腹泻 >>>>>>

●配方及用法 用云南白药粉适量敷肚脐，外贴伤湿止痛膏。效果奇好。

【荐方人】苏映霞

绿豆、胡椒等治小儿痢疾 >>>>>>

●配方及用法 绿豆 3 粒，胡椒 3 粒，红枣 2 个。将大枣洗净去核，与绿豆、胡椒共捣烂敷于脐部，外粘胶布固定。

●备注 皮肤过敏者慎用。

【荐方人】杨哲

巧用大米治小儿厌食 >>>>>>

●配方及用法 小孩食欲差，是脾虚的表现。取大米数十克炒黄，用水微微湿润。鲜荷叶将米包裹，用线捆好。针刺荷叶留小孔十余个，再在火上烤香（最好是炭火）。去叶取米煮稀饭，味香。日吃两三次，有奇效。

【荐方人】丁春艳

新鲜苹果治小儿痢疾 >>>>>>

●配方及用法 小儿痢疾，食欲不佳且挑食，取新鲜苹果先洗净再去皮，捣烂成泥，一日服用三五次。

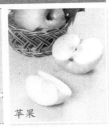

苹果

【荐方人】袁培年

煅猪骨治小儿消化不良 >>>>>>

●配方及用法 猪骨（煅）研末，每天服 3 次，开水冲服。周岁以内 1.5 克，两周岁每服 3 克。

【荐方人】邵华林

小儿尿床

小儿尿床是一种夜间无意识的排尿现象，分生理性和非生理性两种。非生理性尿床多见于脑发育不全、先天性脑脊膜膨出等疾病，此类尿床应从治疗原发病着手。

大葱杆、硫黄治小儿尿床 >>>>>>

●配方及用法　带须大葱杆8根，硫黄30克，共捣出汁，每晚睡前敷肚脐上，连敷三五夜可愈。

备注　皮肤过敏者慎用。

【荐方人】杨哲

糯米、猪小肚治小儿尿床 >>>>>>

●配方及用法　糯米100克，洗净浸泡一晚。猪小肚一个洗净，红枣50克，冰糖适量。把红枣、冰糖、糯米和少量猪油拌匀，塞入猪肚内，用针线扎紧猪肚口，放碗内，高压锅蒸熟。每天晚上睡前吃，连吃两三次即见效。

【荐方人】苏晓

鲜猪肚、益智仁治小儿尿床 >>>>>>

配方及用法 鲜猪肚一只，益智仁9~15克。把猪肚切开洗净，将益智仁放入肚内，炖熟后把猪肚和益智仁全都吃下，一日一次，连服三日可见效。

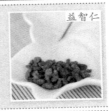

益智仁

【荐方人】周敬人

葱头、硫黄治小儿尿床 >>>>>>

配方及用法 葱头七八个，硫黄 10 克，捣烂为汁液，睡前敷在肚脐上。连敷三四晚即好。

【荐方人】洪静如

猪尿泡、糯米治小儿尿床 >>>>>>

配方及用法 猪尿泡（膀胱）一个，糯米适量，放适量食盐拌匀，放进猪尿泡里蒸熟，一日食用三次，连吃两到三天，效果明显。

【荐方人】林娟

鳅鱼治小儿尿床 >>>>>>

◆配方及用法 鳅鱼用油盐煎一会，放少许姜，放水大火煮开，小火煮至汤水变白色，一天喝三次。两三天即好。

【荐方人】王润华

韭菜子治小儿尿床 >>>>>>

◆配方及用法 韭菜子15克，研末后和在面粉里烙成饼吃，一两次可愈。

◆功效 治小儿尿床，遗尿。

【荐方人】张启

蜂蜜治小儿尿床 >>>>>>

◆配方及用法 蜂蜜500克，每晚喝2匙，连续喝完即好。

【荐方人】何灵

其他

小儿易患的其他疾病还有鼻出血、蛔虫、夜啼、腮腺炎等，小儿自愈能力差，其所患的任何疾病都能引起重视，及时治疗。

茅根等治小儿鼻出血 >>>>>>>

配方及用法 茅根、枇杷叶各 15 克，生荷叶 10 克，水煎服。

【荐方人】任自青

生南瓜子打蛔虫 >>>>>>

配方及用法 生南瓜子 20 粒，去壳，饭前空服，一次吃下，次日见效。

【荐方人】褚继荣

板蓝根、双花等治小儿腮腺炎 >>>>>

配方及用法 板蓝根 100 克，双花 20 克，甘草 5 克，水煎服。每日一剂，分 3 次服，连服 5 日。

【荐方人】刘会

槟榔茴香杀小儿蛲虫 >>>>>>

●配方及用法 槟榔 50 克，茴香 10 粒。将槟榔切碎，放入茴香，再加入适量水，煎煮后服用，每日分 2 次服用，连续 5 天，就能见好。

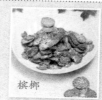

槟榔

●功效 槟榔味苦辛，性温，归脾、胃、大肠经，具有杀虫、破积、下气、行水等功效。现代药理实验证明，槟榔具有强力驱虫、抗病毒和抗真菌的作用。茴香温阳散寒，理气止痛。

【荐方人】江苏 朱定远

甘草、小麦等治小儿夜啼 >>>>>>

●配方及用法 甘草 5 克，小麦 45 克，大枣 60 克，金蝉少许。

●功效 甘草、小麦、大枣能养心安神，有镇静神经过度兴奋、缓解急迫性痉挛的作用。男女老幼，皆可使用。适应证是歇斯底里、神经衰弱、幼儿夜啼症、失眠、精神不安症。

油蒜泥治小儿蛲虫 >>>>>>>

●配方及用法 取独蒜头 3～5 个，香油少许。将蒜头捣烂如泥，加入香油少许，拌成泥浆状，再取一小块纱布包裹成小包，在小儿睡着时放在肛门处。蛲虫闻香后会钻入蒜泥中，即可将之杀灭。每晚可用 1 次。

备注 外用大蒜灭杀蛲虫时，不宜用得太久，因为大蒜味辛甘，性温，久用会引起皮肤发红、灼热、起疱，所以皮肤过敏者要慎用。

【荐方人】福建 马长福

木鳖子糊剂对小儿腮腺炎有效 >>>>>

●配方及用法 木鳖子适量，先将木鳖子去壳，用瓷碗将木鳖子加少许水磨成糊状，涂在患处，每天 10 次，干后再涂，保持湿润，很快就好。

●功效 木鳖子味苦、微甘，有小毒，能消肿散结，祛毒，可治一切因寒湿郁热而致的痛风瘫痪、行痹、脚气、挛症等。

使君子治小儿蛔虫 >>>>>>

●配方及用法 使君子 30 克，猪瘦肉 20 克，面粉 30 克，把使君子捣碎，猪肉洗净剁碎，与面粉一起混合均匀，做 10 个饼子蒸熟。每次吃 1 个，1 天 2 次。

●功效 使君子味甘，性温，归脾、胃经。具有杀虫消积之功效。

备注 使君子的种仁有小毒，食量不宜过多。

治疗小儿荨麻疹良方 >>>>>>

●配方及用法 桉树叶、野菊花、银花藤、金樱果和草药九里明（光）、红板归各适量，煎水外洗。

【荐方人】段文琦

僵蚕治婴儿胎垢 >>>>>>

●配方及用法 婴儿初生，皮肤如鳞甲状称胎垢。用僵蚕煎水洗患处，每日数次，疗效甚佳。

【荐方人】河南 梅学东

大青叶敷治小儿腮腺炎 >>>>>>

配方及用法 大青叶鲜品大约 200 克，用力捣碎，上药时加些酒（白醋），然后敷在患处，每天 1 次，（必要时 2 次）。连敷 4～5 天就好了。

功效 大青叶味苦，性寒，归心、胃经，具有清热解毒，凉血消斑的作用。对温邪入营、高热神昏、发斑发疹、黄疸、热痢、痄腮、喉痹、丹毒、痈肿等症有效。

备注 大青叶虽然不甚苦，但是气浊性寒，用量过多容易导致恶心呕吐。

肥皂灌肠对幼儿肚子痉挛有效 >>>>>

配方及用法 用化妆用的肥皂，切取长 5 厘米、宽 5 毫米的小块，去掉四角，加水使其光滑后，将它从肛门插入，用脱脂棉按压，病情一会就好转了。

备注 儿童小腹痉挛，用肥皂灌肠只是家庭的紧急疗法，确实有一定效果，但不可作为常用方法。条件允许的话，还是急送医院为好。

红枣、明矾治小儿湿疹 >>>>>>

●配方及用法 红枣适量，去核，内加入明矾少许，瓦上焙干，研末，撒患处。

【荐方人】段瑞娇

茶叶治疗小儿夜哭 >>>>>>>

●配方及用法 茶叶一小撮（越陈越好）放口内嚼烂，捏成小饼，敷在小儿肚脐上，外用棉花盖上系扎好，十余分钟后哭声即停止。

【荐方人】邵剑

用银杏治疗幼儿遗尿 >>>>>>

●配方及用法 将生银杏的壳及薄皮剥掉，然后轻炒至色黄。晚上临睡前让孩子吃 5～6 粒，8 天为一疗程。

●功效 银杏内含有糖类、蛋白质、脂肪酸、戊聚糖、纤维质、组胺酸和甾醇等，有轻微的发汗作用。明代李时珍曾说银杏"入肺经、益脾气、定喘咳、缩小便"。

对小儿久咳有效的糖蒜水 >>>>>>

●**配方及用法** 取 6 瓣蒜头去皮，用刀拍碎，放入碗中加入冰糖 10 克，50 克水，放在锅内蒸熟，每晚睡前趁热服用，连用 3 天见效。

【荐方人】郝志强

核桃仁、栀子治小儿惊风 >>>>>>

●**配方及用法** 核桃仁、栀子、白面粉等份，将核桃仁捣成泥状，栀子研末，与面粉混合，再加鸡蛋清调匀。然后将之均匀涂于孩子两足心，用纱布包扎即可。

●**功效** 核桃仁活血祛瘀，栀子清火熄风，对小儿惊厥有疗效。

鲜蛋壳治疗小儿软骨病 >>>>>>

●**配方及用法** 鲜蛋壳焙干研末，掺入食物中，长期食用。

【荐方人】湖南 丁子念

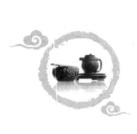